Peripherally Inserted Central Catheter

PICC

【 末梢挿入式中心静脈カテーテル 】

ナビゲータ

著 井上善文

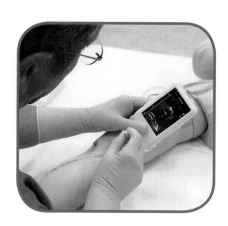

照林社

は じ め に

　私が本書を執筆した目的は、適正な栄養管理法、特に静脈栄養法の普及です。

　静脈栄養法、ここでは特にTPN（total parenteral nutrition：中心静脈栄養法）を考えていますが、Stanley J. Dudrickが臨床応用に成功してから、もう50年以上になります。当初、その有用性・有効性が認められ、瞬く間に世界中に広まりました。日本でも広く普及しました。これにより、これまで、経口栄養や経腸栄養ができないために救えなかった患者さんを救命することができるようになりました。その効果は絶大なものと受け止められました。1970年代から90年代は、まさしくIVH（かつての呼称、現在はTPN）全盛の時代でした。しかし、その揺り戻しがすごい。日本らしいと言えるでしょう。NST活動の普及とともに、静脈栄養はダメ、その方向に動きました。現在、本邦では、静脈栄養はできるだけ避けるべきだ、その考え方が主流になっています。その結果、どうなったか。静脈栄養に関する知識レベル、その管理レベルが低下しています。さらに、適正な静脈栄養を実施すれば、もっともっと有効な栄養管理が実施できて元気になれるのにその恩恵を受けずにいる、そんな患者さんが多くなっています。

　適正な静脈栄養を実施するためには、栄養管理に関する全般的な知識とともに、安全なカテーテル挿入・管理が必要です。安全な中心静脈カテーテル（CVC）の挿入と管理、その目的に合致するのがPICC（末梢挿入式中心静脈カテーテル）です。ずっと以前より（1929年のForssmanから）腕の静脈を経由して上大静脈に挿入する方法は用いられていましたが、1970年代、TPNの普及とともに鎖骨下静脈穿刺法が優先的に用いられるようになりました。内頸静脈穿刺法も安全なCVC挿入方法として用いられるようになりました。しかし、その後、CICC（鎖骨下静脈穿刺や内頸静脈穿刺による）挿入に伴う重篤な合併症が問題となりました。同時に医療安全の重要性が広く認識されるようになり、CVCの安全性についても盛んに議論されるようになりました。その結果、PICCが注目されるようになりました。しかし、なかなか普及しなかったのです。償還価格の問題もありましたし、CICCで十分と考えていた方が多かったのだと思います。私自身は、まあ、新し物好きな性格なので、すぐにPICCに飛びつきました。1994年から肘PICC法、2006年から上腕PICC法を導入しました。たくさんの症例に対して実施し、その適正な普及のために活動しました。PICC自体を普及させたかったのは当然ですが、その結果として、静脈栄養を適正に実施できるようになっていただきたい、そう思ってのことです。

　2010年頃から、やっと、本邦でPICCが普及し始めました。現在、かなり多くの施設で用いられるようになってきています。認知度もかなり高くなっています。エコーガイド下上腕PICC法を実施できる医師、看護師（診療看護師、特定行為研修を修了

した看護師）も増えてきました。しかし、こういう手技に関しては、ある程度普及すると、自己流で実施する、自分の実施方法こそが正しいと思い込んで、ある意味、間違った方法で実施するようになる方が多くなります（失礼な表現だとお感じになった方はお許しください）。かくいう私も、誰に教わったのでもなく、自己流で実施していることは間違いありません（自己流だからダメだとの批判もあるでしょう）。しかし、自分自身の多数例の経験から適正な方法であると考えて、PICCに関する啓発活動を行っています。

　2017年に拙書『PICC：末梢挿入式中心静脈カテーテル管理の理論と実際』（じほう）を出版しました。その後、新しいPICC、PICC挿入キット、さまざまな工夫が施された器具、新しく、かつ進化した血管穿刺用超音波診断装置も使えるようになってきています。特に、私は、「ケーブルがない、モニター画面と超音波プローブを一体化したポケットサイズのエコー（ニプロIPエコー）」を開発しました。モニター画面と超音波プローブが一体化していることで、実際に静脈を見ながら穿刺することができる、そんな穿刺技術も開発したことになります。その方法・技術を広めたいと思っています。本書のために、実際の手技を動画・写真撮影し、具体的に理解していただくためにシミュレーションとしての動画・写真を撮影し、こと細かく「IPエコーを用いた上腕PICC法」を解説しています。

　非常に多くの方がPICCの猛者となり、自分の方法が正しいと思っておられることと思います。ここで「PICCナビゲータ」として私の方法を提示させていただきますが、それと対比しながら、自分の方法を見つめ直していただく、これは非常に大事だと思っています。本書では、私たちが実践している、ニプロIPエコーを用いて、ニプロPICCキットのカテーテルを挿入する方法を解説しています。いろいろな超音波診断装置、PICCが使用されています。しかし、その一つひとつの方法を解説することは不可能ですし、自分が使っていない装置やカテーテルでは細かい点で正しくない場合があります。そういう意味で、私が実践している方法を、こと細かく解説しました。もちろん、私が実践している方法が正しくないと思われる部分もあるかと思いますが、反面教師としていただき、より適正な方法へと進んでいただく、その一助となって欲しいと思っています。

　本書は、東宝塚さとう病院外科の吉川正人先生、大川淳先生の協力なくしては完成させることはできませんでした。ありがとうございます。麻酔科の安部和夫先生、手術室の看護師さん、臨床放射線技師さん、さらに、実際のカテーテル交換手技の写真や動画撮影に協力していただいた病棟の看護師さん、また、「栄養回診」をしながらさまざまな写真を撮らせていただきました栄養管理チームのみなさんにも感謝いたします。

2022年1月

井上善文

Contents

第3章 ニプロIPエコーの開発

Contents

装丁：ビーワークス
本文イラスト：今﨑和広、michi
DTP 制作：明昌堂

第 1 章

PICCの基本を
理解する

CVCとは何かを理解する
CVCの分類

最初に、PICCの正しい名称を覚えておいてください。名称は非常に重要です。PICCを理解して適正に管理できる医療者が、PICCの正式名称を知らない、書けない、では困ります。

> PICC＝peripherally inserted central catheter　（末梢挿入式中心静脈カテーテル）

中心静脈栄養（total parenteral nutrition：TPN）を実施したり、末梢静脈からは投与できない薬剤、カテコラミンや化学療法剤を投与したりする場合、中心静脈カテーテル（central venous catheter：**CVC**）を使います。CVCにもいろいろな種類がありますが、最近、PICCが非常に注目されています。

静脈内に留置するカテーテルは、血管内留置カテーテル（intravascular catheter）と呼びます。動脈カテーテルや肺動脈カテーテル、血液透析用カテーテルも含めた名称です。静脈内留置カテーテル（venous catheter）は、中心静脈カテーテル（CVC）と末梢静脈カテーテル（peripheral venous catheter：**PVC**）に分けられます。CVCは「先端が中心静脈内（上大静脈、下大静脈）にあるカテーテル」、PVCは「末梢静脈内に留置する短いカテーテル（short catheter）」です。

まずは、CVCにどのようなものがあるのかを理解しましょう。

CVCの分類には、挿入経路による分類と、挿入方法（皮下トンネル作成の有無）を考慮した分類があります。あまり細かく分類しても意味がないかもしれませんが、ここは理解しておきましょう。

① 挿入経路による分類

CVCは、**CICC**（centrally inserted central catheter：中枢挿入式中心静脈カテーテル）と**PICC**に分けられます（図1）。体の中枢（心臓）に近い部位から挿入してカテーテル先端を中心静脈内に留置するCICCと、体の中枢から遠い部位（末梢、腕）から挿入して先端を中心静脈内に留置するPICCに分ける、そういう意味です。CICCの代表は鎖骨下静脈穿刺、内頸静脈穿刺、大腿静脈穿刺で挿入したカテーテルです。

ところが、「CVCは、従来から用いられている鎖骨下静脈穿刺や内頸静脈で挿入するカテーテル」で、「PICCはCVCではない」という誤解があります。「PICCは中心静脈カテーテル、CVC」です。誤解しないようにしてください。これは非常に重要です。

今後は、「**CVCはPICCとCICCに分ける**」、と理解してください。PICCはCVCです。当然のことです。「PICCもCVCであり、カテーテル先端が中心静脈内にある中心静脈カテーテルである」ことを理解してください。管理

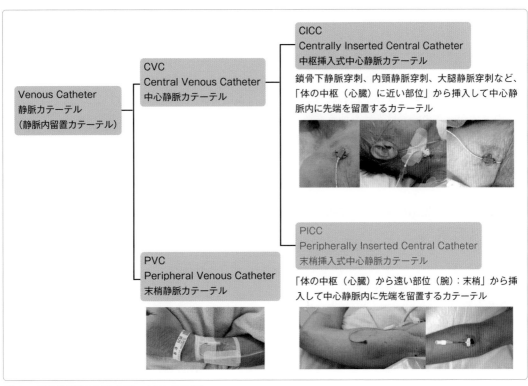

図1 挿入経路によるカテーテルの分類

上、これを理解しておくことは非常に重要です。

1)「CICC」という用語

鎖骨下静脈穿刺は、鎖骨の下方から鎖骨下静脈を穿刺する手技を意味しています。近年、エコーガイド下に胸郭外の腋窩静脈を穿刺する方法も普及しています。この方法は厳密には**「腋窩静脈穿刺」**と呼ぶべきですが、ここでは、用語として**「鎖骨下静脈穿刺」**を用いることとします。

「CICC：中枢挿入式中心静脈カテーテル」は新しい用語です。日本語訳の「中枢挿入式中心静脈カテーテル」は私が造語しました。PICCが「末梢挿入式中心静脈カテーテル」なので、それに対応させた用語です。鎖骨下静脈穿刺や内頸静脈穿刺と区別する場合、「従来からのCVC」という表現が用いられる

ことがありますが、これでは区別が曖昧になります。だから、CICCという用語が必要なのです。すでに、かなり広く認知された用語になっているとは思いますが、まず「CICC」という用語を覚えて使ってください。

ATTENTION

PICCはCVCである
曖昧な表現をするべきではない
- 従来型CVC→CICC
- PICC以外のCVC→CICC
- PICCとCVCを比較する→PICCとCICCを比較する

---

2)上腕PICCと肘PICC

基本的に、PICCは上腕から挿入するべきものだと考えていますが、私自身も当初は肘の静脈を穿刺して挿入していました。それは、1994年から2005年にかけてのことです。

しかし、現在ではすべて、上腕から挿入するようにしています。PICCの分類として、「上腕PICC」と「肘PICC」という考えが理解しやすいはずです。「Traditional PICC」や「Classical PICC」という呼称が使われることもありますが、この呼称はもはや使う必要はないでしょう。明確に、挿入部位の違いとして、「上腕PICC」と「肘PICC」に分ければいいからです。

② 皮下トンネル作成の有無による分類

「カテーテルの形状による分類」としては、皮下トンネルを作成して挿入するカテーテル（トンネル型CVC：tunneled CVC）と、皮下トンネルを作成する必要がないカテーテル（非トンネル型CVC：non-tunneled CVC）に分類されます（図2、3）。

さらに、トンネル型CVCは、皮下にカフを埋め込む「カフ付トンネル型CVC（BROVIAC catheter、HICKMAN catheter）」と「CVポート：totally implantable central venous access port（完全皮下埋め込み式ポート付中心静脈カテーテル）」に分類されます。

CVポートは、輸液・薬剤を投与しない時は全体が皮下に埋め込まれていて体外部分がありません。CVポートはよくご存知でしょう。よく使われているものでもありますが、BROVIAC catheterとHICKMAN catheterは知らない方が多いと思います。在宅静脈栄養（HPN）を実施する小児症例ではよく使われています[1]。実は、大人でもHPNを実施する場合の選択肢として有用な場合があるので、知っておくべきです[2]。

また、HICKMAN's dual lumen catheter（ダ

CVC Central Venous Catheter 中心静脈カテーテル		

Non-tunneled central venous catheter
非トンネル型中心静脈カテーテル

percutaneously inserted catheterともよばれる。皮下トンネルを作成せずに挿入するカテーテル。ポリウレタン製のシングル、ダブル、トリプルルーメンカテーテルなど、一般に短期的留置を目的としている。PICCも、方式としてはこの範疇に入る。

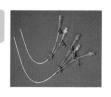

Tunneled central venous catheter
トンネル型中心静脈カテーテル

皮下トンネルを作成して留置するカテーテルで、長期留置を目的としている。

Tunneled central venous catheter with cuff
カフ付トンネル型中心静脈カテーテル

皮下にカフを埋め込むことによって固定される機構になっている。BROVIAC catheterとHICKMAN catheterがある。

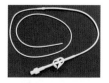

Totally implantable central venous access port
完全皮下埋め込み式ポート付中心静脈カテーテル
CVポート

中心静脈内に先端を留置するカテーテルと、カテーテルを接続するポートからなるディバイスで、全体が皮下に埋め込まれる。ポートを埋め込む位置によって前胸部ポートと上腕ポートに分けられる。

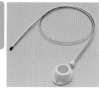

図2 皮下トンネル作成の有無による分類

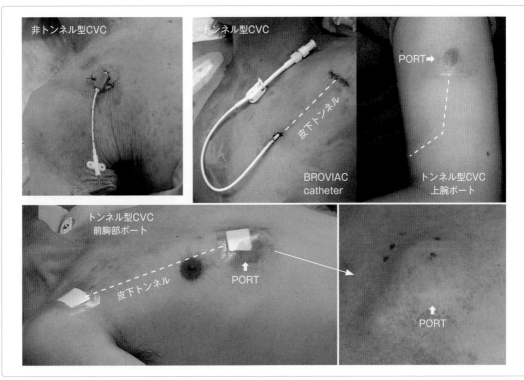

図3　非トンネル型CVCとトンネル型CVC
皮下トンネルの作成の有無によって分ける。

ブルルーメン）は、積極的な化学療法を実施する場合に非常に有用なカテーテルです[3]。現在はその代わりにPICCがよく使われてい

ますが、これも一つの選択肢として知っておくべきでしょう。

Ⓒolumn

ヒックマンカテーテルも有用なカテーテル

　PICCはよく知られるようになったが、先に日本に導入されたヒックマンカテーテル（HICKMAN catheter）はそれほど知られていない。なぜか？　CVポートは、化学療法や在宅静脈栄養目的によく使われるようになっている。同じような構造のブロビアックカテーテル（BROVIAC catheter）は、小児の長期留置用カテーテルとして小児領域では比較的よく知られている。ヒックマンカテーテルは、成人の長期留置用カテーテルとして有用である。長期留置症例には、CVポートの代わりとしてもっと使うべきだと思う。

　私は、ダブルルーメンカテーテルを化学療法の際に多目的に使い（輸血、採血、TPN、化学療法剤などの投与）、使用経験や成績を発表している。現在、化学療法症例に対してもPICCが使われるようになってきているが、ヒックマンカテーテルを使うようにはならないだろうか。ヒックマンカテーテルは皮下トンネルを作成するなどの手技が必要なので、そういう点で人気がないのだと思われる。しかし、カフを有する長期留置用カテーテルとして、シングルルーメンカテーテルは在宅静脈栄養用に、ダブルルーメンカテーテルは化学療法用にもっと使用してもよいと思う。化学療法時の多目的使用は、ヒックマンカテーテルのほうが適している。

カテーテルの基本的な挿入方法を理解する

カテーテルの挿入方法は、まずは、**静脈切開法（カットダウン法、cutdown法）**と**静脈穿刺法**に分類されます。

1 静脈切開法

静脈切開法は、手術により静脈を露出し、直接、露出した静脈を切開してカテーテルを挿入する方法です（図4）。最近は静脈穿刺法が優先的に選択される傾向がありますが、静脈穿刺が危険な場合などには静脈切開法を選択します。さまざまな部位の静脈を使用することができますが、主に選択する静脈は、肩の部分での**橈側皮静脈**、頸部での外頸静脈です。顔面静脈、内頸静脈、腕の**尺側皮静脈・上腕静脈**、鼠径部の大伏在静脈なども用いられます。

どのカテーテルも静脈切開法での挿入に使用できます。

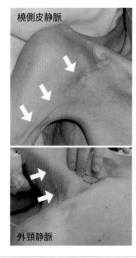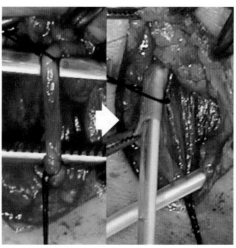

図4 静脈切開法（カットダウン法）
皮膚切開を行って静脈を露出し、直視下に静脈を切開してカテーテルを挿入する。橈側皮静脈と外頸静脈がよく用いられる。

② 静脈穿刺法（図5）

静脈穿刺法は、皮膚の上から直接静脈を穿刺する方法です。鎖骨下静脈穿刺、内頸静脈穿刺、大腿静脈穿刺、外頸静脈穿刺、などに加え、上腕PICC法があります。手技的には、直接穿刺法（**Direct puncture法**、through-the-cannula法）、**Seldinger法**（細い穿刺針で穿刺してガイドワイヤを挿入、ガイドワイヤに沿わせてカテーテルを挿入する）、**Sheath法**（Seldinger法でシース付イントロデューサを挿入、シース内にカテーテルを挿入する）に分類されます。

PICCは、もちろん、静脈切開法でも挿入できますが、きわめて「まれ」です。静脈切開法で挿入することは、ほとんどありません。静脈穿刺法のうち、どの方法で挿入するかは、PICCの製品によって決まっています。しかし、できるだけ細い穿刺針を使うほうが安全なので、エコーガイド下穿刺の場合にはSeldinger法またはSheath法で挿入するカテーテルがほとんどです。

肘の静脈を穿刺してPICCを挿入する場合にはDirect puncture法も用いられています。

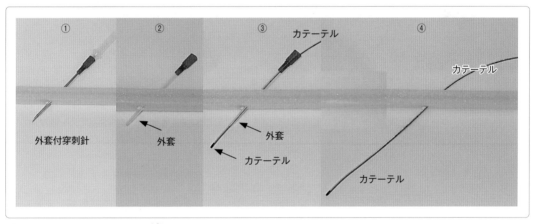

図5-1　Direct puncture法
①外套付穿刺針で静脈を穿刺し、②内針を抜去して外套を静脈内に残す。③外套内にカテーテルを直接挿入する。④外套を抜去するとカテーテルが静脈内に留置される。穿刺針の外套の内径は挿入するカテーテルより大きい。PICCでは、直接、静脈を穿刺してカテーテルを挿入する肘PICCで用いられることがあるが、本ナビゲータでは推奨していない。

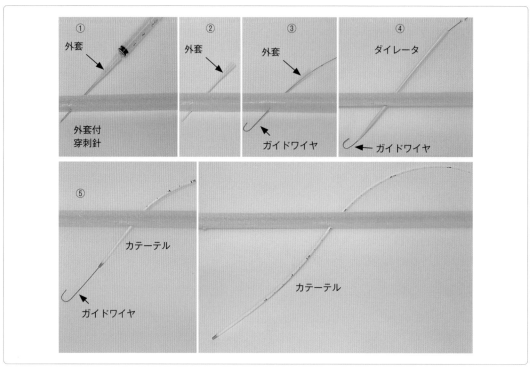

図5-2　Seldinger法

①外套付穿刺針（カニューラ）で挿入する静脈を穿刺し、②内針を抜去して外套を静脈内に残す。③外套内にガイドワイヤを挿入して外套を抜去する。④ガイドワイヤに沿わせてダイレータを挿入して皮下組織を拡張する。ダイレータはすぐに抜去する。⑤ガイドワイヤに沿わせてカテーテルを静脈内に挿入する。⑥ガイドワイヤを抜去するとカテーテルだけが静脈内に残り、留置される。Direct puncture法に比べると細い穿刺針が使える。ポリウレタン製カテーテルを挿入する場合に用いられる方法である。

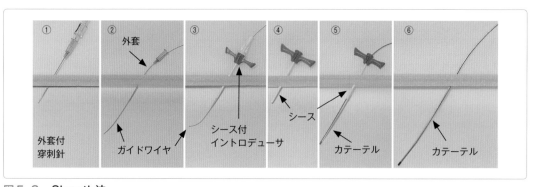

図5-3　Sheath法

①外套付穿刺針（カニューラ）で静脈を穿刺し、内針を抜去して外套を静脈内に残す。②外套内にガイドワイヤを挿入する。③外套を抜去してガイドワイヤを静脈内に残し、ガイドワイヤに沿わせてシース付イントロデューサを静脈内に挿入する。④ガイドワイヤとイントロデューサを抜去してシースだけを静脈内に残す。⑤シースの内腔からカテーテルを静脈内に挿入する。⑥シースを抜去するとカテーテルだけが静脈内に残る。シリコーン製カテーテルは柔らかいので、Sheath法で挿入する。

図5　さまざまな静脈穿刺法

「そもそもPICCとは?」について理解する

本書の冒頭に述べたように、PICCは、「peripherally inserted central catheter」の略語です。「peripherally inserted」は、「末梢静脈から挿入する」を意味しています。

「末梢静脈」とは、「心臓から離れている静脈」を意味しますが、「四肢の静脈」を指します。

末梢静脈とは、上肢では上腕から指先までを意味します。PICCを挿入する末梢静脈は、腋窩より指寄り（肘寄り）の尺側皮静脈と上腕静脈、橈側皮静脈です。

「central catheter」としていますが、これは「central venous catheter」の「venous」が省略されたものです。本来の英語は「peripherally inserted central venous catheter」で、「**peripherally inserted CVC**：心臓から離れている末梢静脈から挿入する中心静脈カテーテル」を意味しています。

PICCの起源は、肘の部分の、見える、触知できる、穿刺が容易である、と判断できる静脈を穿刺して、そこからカテーテルを上大静脈まで挿入する方法にあります（図6）。最初の記載は1975年のHoshalの論文[4]で、「peripherally inserted (silicone elastomer) central venous catheters」と記載されていますが、PICCという用語（略語）は使われていません。

歴史的に最初に肘の静脈からカテーテルを上大静脈まで挿入したのはドイツのForssmann Wで、1929年に論文を発表しています。現在の状況から考えてみると、確かに、肘の静脈を穿刺すれば上大静脈までカテーテルを挿入できると思いつくのは簡単かもしれませんが、当時の状況から考えると、ものすごい発想だったのでしょう。Forssmannはその後、ノーベル賞を受賞しています[5]。

それでは用語としてPICCが使われるようになったのはいつからなのでしょうか? いろいろ調べてみました。おそらく、1983年のMansell CW[6]の論文が最初です。看護師さんがPICCを挿入するようになった経緯が記載されています。「P.I.C.C.」と記載されています。論文のタイトルの中でPICCが用いられたのは、1989年のGoodwin ML[7]の論文が最初だと思います。

エコーガイド下PICC挿入法は、以前、出版した論文には1998年にParkinson Rら[8]によって報告されたのが最初だと記載していましたが、その後、調べていると、1995年のDonaldson JSら[9]のほうが先だと判明しました。しかも、1993年からこの手技を実施していたと報告されています。

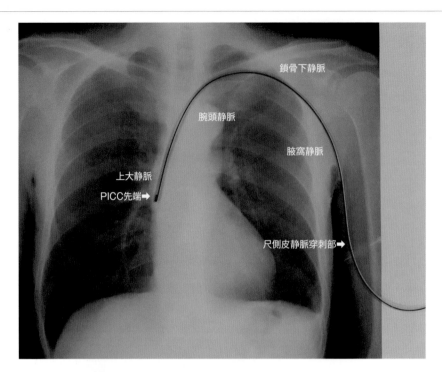

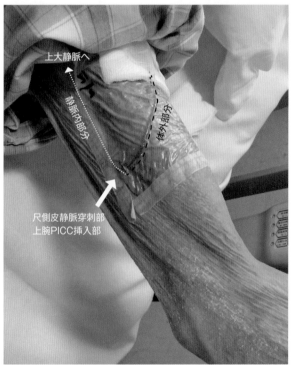

図6　PICCの挿入と上腕PICC法

なぜPICCが注目されているのかを理解する

PICCが注目されている主な理由を表1に示しました。中でも主要な以下の2つの理由について説明します。

表1　PICCが注目されている主な理由

- ・挿入時に生命を脅かす重篤な合併症が発生しない
- ・挿入時の患者さんの恐怖感が軽減できる
- ・術者のストレスが軽減できる、挿入時の術者のストレスがCICC挿入時よりも小さい（CVC挿入時に気胸や血胸などの重篤な合併症が起こったらどうしよう、うまく入らなかったらどうしよう、それが術者にとっては結構ストレスである）
- ・カテーテル感染症発生率が低い（と思われている）
- ・診療看護師や特定行為研修を修了した看護師が挿入してもよい
- ・技術を修得すると挿入は比較的容易である
- ・（留置されている側の腕を上げたら湯舟にゆっくり浸かれる）

① 安全性：重篤な合併症が発生しない

PICCが注目されている一番大きな理由は、CVC挿入時の安全性です。CICCでは生命を脅かす合併症をゼロにすることは非常に難しいはずです。鎖骨下静脈穿刺や内頸静脈穿刺では、肺や縦郭内の大血管などを損傷する恐れがあります。それによって気胸や血胸が起こるリスクがあります。鎖骨下静脈穿刺の合併症のために死亡した患者さんがいて、一時、社会問題にもなりました[10]。PICCは腕の静脈を穿刺して挿入するのですから、挿入時に生命を脅かす合併症が起こることはありません。気胸や血胸などの重篤な合併症は起こりません（図7）。その安全性の面から非常に注目されているのです。

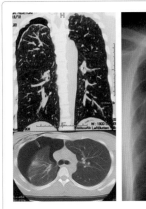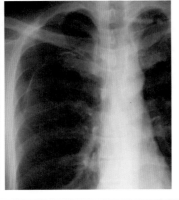

図7　気胸の所見（同一症例ではない）

左のCTでは気胸の診断は容易である。右は胸部X線写真で、右肺尖部が気胸である。鎖骨下静脈穿刺後、咳、呼吸困難、胸痛などの症状があれば気胸を疑う。

② 恐怖感の軽減

　2番目の理由は、患者さんの恐怖感が軽減されることでしょう。頸部や胸部に針を刺される恐怖感は、経験した者でないとわからないでしょう。特に、CICCでは穿刺時にシーツ（覆布）で顔が覆われますので、その状態で頸部や胸部に針を刺される恐怖感は相当大きいはずです。PICCの場合は、針を刺される部位は腕です。直接命にかかわる部位ではないと患者さんも理解しているでしょうし、顔をシーツで覆わなくても実施できる処置なので、恐怖感はかなり軽減されるはずです。

　その他に、感染率が低い、入浴しやすい、などの理由も挙げられていますが、**挿入時の安全性と患者さんの恐怖感が軽減されることが、PICCが注目される最も重要な理由**であることは間違いありません（図8）。

引用文献

1　大竹耕平, 佐藤友紀, 橋本清, ほか：Broviac catheter挿入時の工夫. 小児外科 2018; 50: 1131-1134.

2　井上善文, 廣田昌紀, 阪尾淳, ほか：ポートおよびBroviac catheterを用いたHPN症例におけるカテーテル管理成績. 静脈経腸栄養 2006, 21: 99-105

3　井上善文, 根津理一郎, 李鐘甲, ほか：悪性腫瘍化学療法施行時の輸液管理法 Hickman's dual lumen catheter（HDLC）およびI-systemの有用性について. 日本癌治療学会誌 1991; 26: 1380-1388

4　Hoshal VL Jr: Total intravenous nutrition with peripherally inserted silicone elastomer central venous catheters. Arch Surg 1975; 110: 644-646

5　諏訪邦夫：フォルスマンの心臓カテーテルの論文. 諏訪邦夫. 医学の古典をインターネットで読もう. 中外医学社, 東京, 2011: pp108-116

6　Mansell CW: Peripherally inserted central venous catheterization by I.V. Nurses establishing a precedent. NITA 1983; 6: 355-356

7　Goodwin ML: The Seldinger method for PICC insertion. J Intraven Nurs 1989; 12: 238-243

8　Parkinson R, Gandhi M, Farper J, et al: Establishing an ultrasound guided peripherally inserted central catheter（PICC）insertion service. Clin Radiol 1998; 53: 33-36

9　Donaldson JS, Morello FP, Junewick JJ, et al: Peripherally inserted central venous catheters: US-guided vascular access in pediatric patients. Radiology 1995; 197: 542-544

10　三木保：医療事故から学んだ手作りの医療安全：東京医科大学に医療安全文化を！東医大誌 2014; 72: 113-121

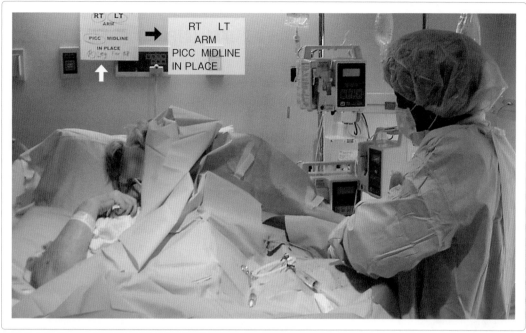

図8　エコーガイド下上腕PICC挿入中の患者さんの様子

米国オハイオ州シンシナチ市のChrist病院に見学に行った時の写真。IV ナースがエコーガイド下にPICCを挿入している。高度バリア
プレコーションで、全身を覆える広いシーツを用いている。顔はシーツで覆われてはいないが、穿刺部と顔が隔絶されるようにして
いる。この場合はマスクをしていないのが問題かもしれないが、経鼻カテーテルが挿入されているのでマスクをすると息苦しくなる
と配慮してのことであろう。ベッドの上に「上腕にPICCが留置されている、右か左か」がわかるようにプレートが置かれている（↑）。

🄲OLUMN

CDCの血管内留置カテーテル関連血流感染症予防対策ガイドラインを
信じすぎてはいけないと思う

　感染症の専門家の方々は、2011年に発表されたCDCガイドラインがすべて（？）正しいと思って
おられるのではないだろうか。私は、参考にはしているが、日本の実情を考えながら対応している。
CDCガイドラインの13人の著者達の論文をチェックしたところ、781編の論文のうち静脈栄養・経
腸栄養に関連した論文は1編のみ（PEG関連のsecond author）であった。13人とも感染対策の専
門家ではあるが、臨床栄養に関する業績はほとんどない。栄養管理を考えたガイドラインではない。
しかも、米国と日本の輸液、特に静脈栄養輸液は違う。米国のTPN輸液は3-in-1方式（糖、アミノ酸、
脂肪）であり、個別対応で、クリーンベンチで調製しているが、日本のTPN輸液は大部分がキット製
剤である。また、米国には日本のように優秀なPPN製剤（ビーフリード、パレプラスなど）はない。
血流感染症を語る時、輸液を無視することはできない。

　特に、末梢静脈カテーテル（PVC）の管理においては、日本ではPPN輸液の微生物増殖に関する
性質を考える必要がある。CDCはPVCを72〜96時間以内に入れ換える必要はないとし、日本のカテー
テル管理ガイドライン（国公立大学附属病院感染対策協議会の病院感染対策ガイドラインなど）は
CDCのガイドラインをそのまま受け入れている。しかし、日本のPPN輸液の性質を考えると、96時
間以内に入れ換えるべきである。『静脈経腸栄養ガイドライン第3版』（照林社、2013年）ではその
ように記載しており（このガイドラインの編集責任者は私である）、私自身も一貫して主張している。
CDCガイドラインを批判的に見ることも重要だと思う。

鎖骨下静脈穿刺の岡田正先生と尺側皮静脈穿刺（肘PICC）の小越章平先生

よい意味のライバル関係は重要である。臨床栄養の領域においては、千葉大学の小越章平先生（高知医科大学名誉教授）と大阪大学名誉教授の岡田正先生が、その関係にあったと私は思う。

岡田先生は、IVH（現在はTPNと呼称）領域での日本のパイオニアで、現在のTPN輸液関連薬剤の開発者である。高カロリー輸液基本液のパレメンタール、高カロリー輸液用総合ビタミン剤のソービタ、微量元素製剤のエレメンミックは岡田先生が開発された。小越先生は、成分栄養剤のエレンタールを開発された。これらの製品が臨床栄養領域の進歩にどれだけ貢献したか、歴史を振り返るとよくわかる。

お二人は「西の岡田、東の小越」と呼ばれ、よい意味でのライバルとして活躍された。また、「静脈栄養の岡田、経腸栄養の小越」という評価もあった。確かに、エレンタールを開発して経腸栄養の発展に大きく貢献したので「経腸栄養の小越」との評価は間違いないが、小越先生は、ペンシルベニア大学留学中に、Dudrick SJがTPNを開発した時の、あの有名なビーグル犬を目の当たりにした。さらに1976年には『図解高カロリー輸液』（医学書院）を出版している。日本で最初にNST活動を始めたのは岡田先生であり、日本静脈経腸栄養学会の理事長としてNSTの普及に貢献したのは小越先生である。

ここでお二人の名前を出させていただいたのは、岡田先生が鎖骨下静脈穿刺でCVCを挿入してTPNを行っていたのに対し、小越先生は当初より尺側・橈側皮静脈穿刺法（ソーレンソンカテーテル）でCVCを挿入していたからである（現在の肘PICC）。どちらが有用か、どちらが優勢か、と考える必要はないが、日本にTPNが導入された頃は鎖骨下静脈穿刺が主流で、TPNは鎖骨下静脈穿刺で挿入したCVCを用いるのが標準となっていた。穿刺部から静脈までの距離が長い、静脈内走行距離が短い、カテーテル刺入部管理が安定して行える、両腕を自由に動かせる、などが利点として取り上げられていた。一方、尺側・橈側皮静脈穿刺法は、より安全な挿入方法である、気胸や血胸など生命にかかわる合併症が起こらない、などが大きな利点であった。本書p.23に掲載している「中心静脈カテーテル挿入経路の第一選択の変遷」の図を見ると、かつては鎖骨下静脈穿刺が優勢であったが、徐々にPICCが増えているという流れが見える。ただし、このデータは2014年までのものなので、現在どのような割合になっているのか、PICCがどれだけの割合を占めるようになっているのかは非常に興味がある。

鎖骨下静脈穿刺とPICCのどちらがいいか？　これはそれぞれの利点を最大限に活かせばよいので結論を出す必要はないだろう。しかし、日本の臨床栄養における二人の巨頭が、CVCの挿入経路として、鎖骨下静脈穿刺法と尺側・橈側皮静脈穿刺法で競っていた（？）というのは、興味深い話だと思う。

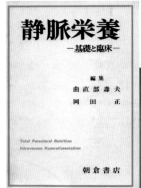
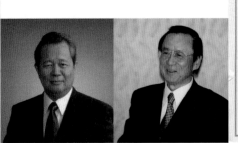
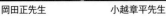
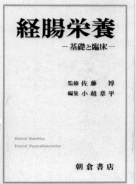

岡田正先生　　　小越章平先生

第 **2** 章

PICCをさらに
よく知るための
Q&A

PICCの導入について

Q1 PICCは日本ではいつごろ導入されたのですか？

A1 PICCとして日本に導入されたのは1994年です。

　肘の静脈からCVCを挿入する方法は、かなり以前から実施されていました。PICCという名称は使われておらず、経尺側・橈側皮静脈法、尺側・橈側皮静脈穿刺法などと表現されていました。肘の静脈から挿入するカテーテルとして、Sorenson CVP Intrafusor（ソーレンソンカテーテル）がよく使われていました。

　日本にPICCとして導入されたのは1994年のことで（図1）、私が大阪府立病院（現在の大阪急性期・総合医療センター）で勤務していた時、当時の株式会社メディコンがグローションカテーテル（Groshong catheter）（図2）を発売することになり、日本で最初に私が使用しました。厚生労働省から認可がおりたのは1995年です。肘の静脈を穿刺して挿入する方法で、100本以上挿入・管理して論文を書きました[1, 2]。

Ｃolumn

カテーテルの材質と硬さ

　以前より、肘の尺側皮静脈や肘正中皮静脈を穿刺して上大静脈までカテーテルを挿入する方法は実施されていたが（肘PICCと表現する）、当時のカテーテルはポリ塩化ビニル製（PVC）であった。PVCは、カテーテルとして硬いため、左から挿入して、カテーテル先端が上大静脈壁を圧迫するような角度になっている場合、穿孔のリスクを伴っていた。そういう意味でも肘PICCよりも鎖骨下静脈穿刺のほうが有利だとされ、優先的に選択されていた。

　ところが近年では、鎖骨下静脈穿刺に伴う重篤な合併症が問題となり、PICCが見直されるようになった。カテーテルの材質として軟らかいシリコーンや、体温で軟らかくなるポリウレタンが使われるようになったのも一つの要因である。その結果、カテーテルの硬さに関連した上大静脈壁穿孔のリスクが軽減されたのも、PICCが普及してきた要因である。そういう意味では、多目的に使うためにマルチルーメンPICCが主流になっていくと、ポリウレタン製PICCでは固くなってしまうのではないかと少々心配している。杞憂であるとは思うが。

　ちなみに、シリコンは元素（Si：silicon）で、シリコーン（silicone）はシリコンから生成した高分子化合物である。カテーテルなどに用いられているのは「シリコン」ではなく「シリコーン」である。この用語としての違いも、PICCの専門家は知っておくべきである。

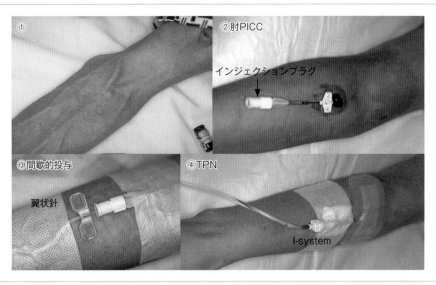

図1　肘PICC

1994年から2005年までは肘PICC法であった。①のような静脈の症例は「目をつぶっても中心静脈カテーテルが挿入できる」という感じで、非常に容易に肘PICCが挿入できた。②肘PICCを挿入するとインジェクションプラグを装着し、③間歇的に輸液や薬剤を投与する場合は翼状針を用いて、④TPNなどの持続点滴の場合はI-systemを用いていた。静脈炎さえ起こらなければ、容易に挿入できる、非常に便利なCVCであった。

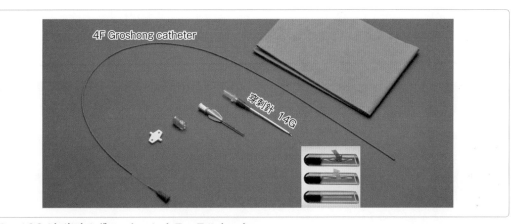

図2　1994年当時のグローションカテーテルキット

肘の静脈を穿刺して外套内にカテーテルを挿入するDirect puncture法（through-the-cannula法）であったため、キットも非常にシンプルであった。穿刺針の外径は14G（2.11mm）、カテーテルは4F（外径1.3mm）であった。肘の太い静脈を太い針で「ブスっと」穿刺する方法で、局所麻酔もしていなかったので、患者さんは相当痛かったであろう。現在のエコーガイド下穿刺法でも局所麻酔はしていないが、穿刺針の外径は22G（0.72mm）なので、痛みは弱い？

A2 上腕PICC法は、2006年に導入されました。

1994年以後、肘PICCをかなり積極的に挿入しました。肘に太い尺側皮静脈や肘正中皮静脈がある症例では、PICCを挿入する理由（食事摂取量が少なくてTPNが必要なのではないか？　末梢静脈では輸液による静脈炎が起こりやすいのではないか？など）を探すくらい、積極的に肘PICCを挿入しました。しかし、肘PICCでは静脈炎の発生頻度が高い、肘を曲げると滴下が悪くなる、などの問題があり、鎖骨下静脈穿刺のリスクが高い場合などに限定するようにしていました。償還価格の問題もあり、積極的にはPICCが使用できないような状況でもありました。

2002年頃から、鎖骨下静脈穿刺や内頸静脈穿刺に伴う死亡事故が問題となり、安全なCVC挿入法が模索されるようになりました。

「安全である」という理由で、肘PICCが注目され始めました。しかし、この頃の私は、確実な輸液・薬剤投与経路としては、PICCは鎖骨下静脈穿刺や内頸静脈穿刺によるCICCに取って代わるものではないと考えていました。エコーガイド下上腕PICC法を知らなかったからです。

2005年12月、米国にエコーガイド下上腕PICC法の現状について視察に行きました。オハイオ州のシンシナチ市にあるChrist病院で、専門の看護師さん（IVナース）が実施しているエコーガイド下上腕PICC法の現状を見学しました（図3）。帰国後の2006年1月から、エコーガイド下上腕PICC法を開始しました。これが日本におけるエコーガイド下上腕PICC法の導入です。

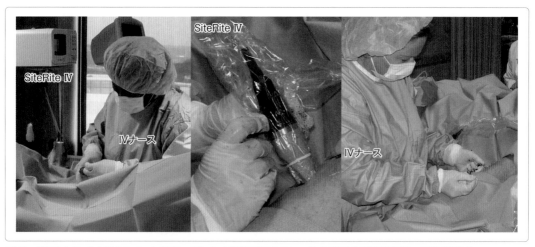

図3　米国オハイオ州シンシナチ市　Christ病院でのエコーガイド下上腕PICC法（2005年）
IVセンターには23人のIVナースが勤務しており、24時間体制で末梢静脈カテーテルを挿入していた。PICCは、依頼を受けた症例に対し、IVナースがエコー（SiteRiteⅣ）を病棟へ運んで挿入していた。ここでエコーガイド下穿刺の実際を数人見学した。初めて上腕PICC法を見せてもらった患者さんは、Heimlich法のHenry J. Heimlich氏の奥様であった。

Q3 エコーガイド下上腕PICC法はスムーズに導入できたのですか？

A3 「穿刺する静脈が見えない…」最初はうまくいきませんでした。

PICC挿入用の超音波診断装置として、株式会社メディコンからSiteRite Ⅳを借用して使わせていただきました。使用したカテーテルはグローションカテーテルでした。

実は、最初の5例ほどはうまくいきませんでした。米国のChrist病院でのやり方を見ていたので、方法としては理解しているつもりだったのですが。他の人が実施するのを見て理解しているつもりでも、実際に自分でやってみると、なかなかうまくいかないものです。手順をもっと細かく教えてもらう、記録しておく、そういう必要があったのでしょう。

まず、エコーで穿刺する静脈を探りました。上腕の真ん中あたりで、あらかじめ上腕動脈の拍動を触知しておきました。大体の目安を決めて、エコープローブを当てました。軽く圧迫しながら観察すると、上腕動脈とその左右にある上腕静脈、そしてその内側に尺側皮静脈が確認できました。「結構きれいに見える。これなら穿刺できる」——そう思って、穿刺の準備をしました。穿刺予定部にはマーキングしておきました。

穿刺部位の周囲を広く消毒し、穴あきシーツをかけました。できるだけ静脈は拡張させておこうと考えて、早めに駆血帯を用いて上腕を駆血しました。私は、高度バリアプレコーションの準備をしました。エコープローブに滅菌ビニルカバーをかけ、介助の看護師さんから穿刺キットとカテーテルをもらいました。準備ができたところで穿刺部位に局所麻酔を行いました。軽く針で皮膚をつついて「痛くないですね」と確認しました。準備ができた段階でエコープローブを当てて、確認

しておいたマーキング部の穿刺予定の尺側皮静脈を探しました。「あれ？」静脈が見えません。さっきはあんなに鮮明に見えたのに…。繰り返し繰り返し静脈を探しました。動脈も探しましたが、これも見えませんでした。

しかし、いまさらもう止めます、とも言えません。大体の場所はわかっていたので、なんとなく、これが穿刺予定静脈だ、と判断して穿刺しました。何度目かで偶然にも静脈を穿刺し、カテーテルを挿入できました。しかし、心の中では「こんなはずがない。おかしい。最初は静脈がきれいに見えたのに…」そんな感じでした（図4）。

症例が悪いのだ、静脈が悪いのだ、静脈が細すぎるのだ、そんなことも考えました。しかし、アメリカまで見学に行って、できると思って帰国したエコーガイド下上腕PICC法を、もうやらないとは言えません。5例ほど実施しましたが、同じようにうまくいきませんでした。4例はなんとかPICCを挿入できました。1例はどうしても挿入できず、鎖骨下静脈穿刺法に変更しました。おかしい。安全な挿入方法としてPICCを実施しようとしたのに、鎖骨下静脈穿刺に変更したのですから。患者さんには相当痛い思いをさせました。何度も穿刺したので。しかし、誰にも相談できません。行き詰ってしまいました。「この方法の導入は無理かもしれない」と部下に愚痴ったこともありました。

ところが、ある時ふと、気づいたのです。穿刺の準備をすべて整えて、シーツもかけて、局所麻酔をする前にエコーで静脈を探りました。そうすると、見えたのです。穿刺す

る静脈がくっきりと見えたのです。考えたら当たり前です。いつも、まず、消毒したりシーツをかけたりする前にエコーで静脈を探っていた、それを、消毒し、シーツをかけてから同じようにエコーで静脈を探っただけなのですから。しかし、その時、「そうか。理由はわからないけれど、局所麻酔をしなかったら静脈はきれいに見えるのだ。患者さんには申し訳ないけど、局所麻酔をせずに穿刺させてもらおう」と決めました。「○○さん、今から針を刺します。チクっとしますが、がまんしてください」と言いながら、エコーで穿刺する静脈を見ながら穿刺しました。もちろん、一発で穿刺に成功しました。見えているのですから、穿刺が成功するのは当然といえば当然です。ガイドワイヤを挿入した段階で局所麻酔を行い、無事、エコーガイド下上腕PICC法を完了しました。

　これ以後、局所麻酔はせずに、エコーで穿刺する静脈を見ながら、針の走行を見ながら穿刺し、静脈内にガイドワイヤを挿入してから、局所麻酔をすることにしました。確実にエコーガイド下上腕PICC法を実施できると確信した瞬間でした。

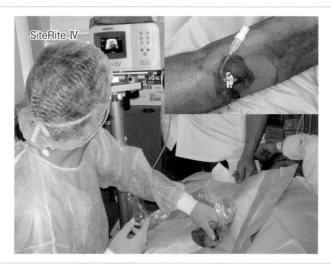

図4　2006年頃のエコーガイド下上腕PICC法

SiteRiteⅣを用いていた。モニター画面はかなり小さかった。カテーテルも、直接カテーテルにコネクタを接続する仕様であったため、固定にはいろいろ工夫をしていた。高度バリアプレコーションで挿入していたが、患者さんの顔全体をシーツで覆わないようにして、声をかけながら実施していた。

Q4　局所麻酔をすると血管が見えなくなる、その原因はわかりましたか？

A4　わかりました。「煙幕効果」というのだそうです。

　私はエコーの専門家ではないのですが、局所麻酔をすると血管が見えなくなる原因をいろいろ調べてみました。しかし、どこにも記載がなく、ほぼ諦めていました。結局、非常に基本的なことだったのです。

　エコーの専門家ではないのに、エコーガイド下上腕PICC法のパイオニアとしてあちこちで講演し、論文を書き、本まで出版している、そんな私が、「局所麻酔をすると血管が見えなくなるのですが、なぜでしょう。教えてください」と聞きにくいのは、ご理解いただけると思います。

　天理よろづ相談所病院の元副院長、外科医の松末智先生に聞きました。これまでもいろいろ教えていただいている、臨床栄養の領域の先輩です。松末先生なら私をバカにせず、教えてくれるだろうと思いましたし、バカにされてもいい、後輩ですから、と思ったのです。すると、あっさり、「そんなん当たり前やん。局所麻酔剤を注射すると、その部分でエコーが乱反射するからや」との答え。松末先生は超音波診断機器が開発される黎明期からこの領域で活躍しておられ、超音波自体を熟知しておられるすごい先生です。模式図まで書いていただきました（図5）。これでスッキリしました。「煙幕効果」というそうです。よく考えてみると、スッキリしたのは2019年2月のことなので、10年以上もやもやしていたことになります。まさしく、10年以上、頭の中が煙幕に遮られていたのです。

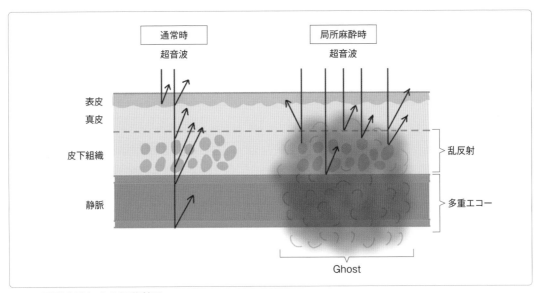

図5　局所麻酔による煙幕効果
超音波診断装置は、組織で反射した超音波を受信し、画像データとして処理するのであるが、局所麻酔剤を注入すると、その部分で超音波が乱反射するため、反射した超音波によって組織を判断できなくなる。これを煙幕効果という。PICCを挿入する際に局所麻酔を行うと、静脈が見えなくなってしまう。だから、局所麻酔をせずに静脈を穿刺する必要がある。

わが国のPICCの状況

Q1 日本でのPICCの普及状況は？

A1-1 急速に普及していると思われます。

　私は2006年に医療法人川崎病院でエコーガイド下上腕PICC法を始めました。私自身がPICCを挿入するようにしたのですが、部下たちと相談しながらPICCの適応を考えて選択していました。**図6**は、2005年から2012年までに川崎病院外科において挿入したCVCの変遷を示したものです。2006年に上腕PICC法を導入すると、すぐに7割がPICCとなりました。「PICCを選択することにした」

が正しい表現かもしれません。やはり、安全にCVCを挿入できる方法なので、優先的にPICCを選択するようになり、徐々に外科以外の科からも上腕PICC法でのCVC挿入を依頼されるようになりました。内科で内頸静脈穿刺や鎖骨下静脈穿刺でなかなか入らない患者さんがいた時、看護師さんが私にPICC挿入を依頼するように内科の医師にアドバイスするようになったからです。

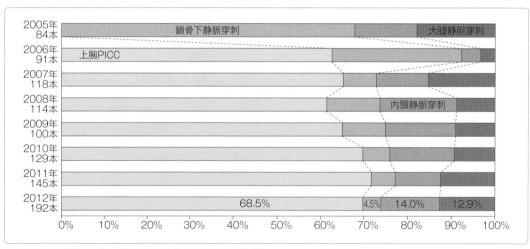

図6　CVC挿入経路の変遷（医療法人川崎病院外科）
2006年にエコーガイド下上腕PICC法を導入した。2005年は鎖骨下静脈穿刺が約7割であったが、2006年には上腕PICCが約7割となり、以後、この割合となった。鎖骨下静脈穿刺は徐々に減少した。重症症例に対してはエコーガイド下内頸静脈穿刺を行うようになった。大腿静脈穿刺も一定の割合であったが、エコーガイド下遠位大腿静脈穿刺も行うようになった。

A1-2 日本におけるCVC挿入経路の変遷を見てみましょう。

　私自身が関与した全国アンケート調査の結果を図7に示します。2000年の調査では鎖骨下静脈穿刺が80％でしたが、徐々にその割合は小さくなり、2014年の調査では51.0％となっていました。PICCは2002年の調査では1.7％でした。これは肘PICCのはずです。2004年の調査でも同じような割合でした。2014年の調査ではPICCは11.6％まで増加していましたが、これは肘PICCと上腕PICCの両方を含んでいます。

　このグラフから、日本全体として、鎖骨下静脈穿刺が減り、PICCが増加している傾向が見えてきます。（鎖骨下静脈穿刺は手技で、PICCはカテーテルを指すので、比較することは用語としては正しくないでしょう。しかし、理解しやすいよう、PICCという用語は腕からのPICC挿入手技を意味することとしています）。

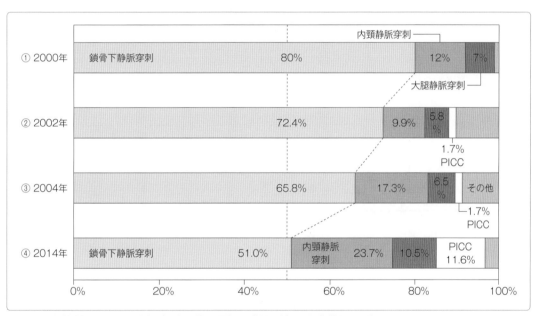

図7　中心静脈カテーテル挿入経路の第一選択の変遷（全国調査結果より）
鎖骨下静脈穿刺の割合が小さくなり、内頸静脈穿刺の割合が大きくなっている。PICCは2002年の調査では1.7％であったが、2014年の調査では11.6％に増加していた。
①平成11年度科学技術庁調査
②栄養療法の実施状況に関するアンケート調査結果報告（6）静脈経腸栄養20（2）：37-48, 2005より
③TNT受講者に対する栄養療法の実施状況に関するアンケート調査結果報告（6）静脈経腸栄養21（4）：49-57, 2006より
④栄養療法の実施状況に関するアンケート調査結果報告（2）日本静脈経腸栄養学会雑誌30: 1188-1195, 2015より

A1-3 診療報酬上でも急速に普及していることがわかります

PICCは、2010年頃から急速に普及しているようです。診療報酬としての「末梢留置型中心静脈注射用カテーテル挿入：PICC」の件数は、2010年には184件/月であったのですが、2019年には1310件/月と増加しています。CVC挿入件数に占めるPICCの割合は、「中心静脈注射用カテーテル挿入：CICC＋PICC」に対する「PICC」の割合ですが、2010年は0.6％でしたが、2019年には8.4％となっています（図8）。明らかに増加していると判断できます。

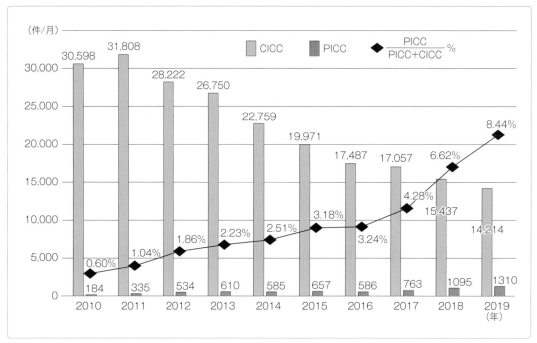

図8　社会保険診療行為別統計におけるPICCの件数の推移

「中心静脈注射用カテーテル挿入：CICC」、「末梢留置型中心静脈注射用カテーテル挿入：PICC」、「中心静脈カテーテル挿入件数全体におけるPICCの割合」を示す。CICCが減少し、PICCが増加し、PICCの割合が上昇している。

また、私が代表をしている一般社団法人静脈経腸栄養管理指導者協議会と、血管内留置カテーテル管理研究会で、PICCの使用状況に関するアンケート調査を実施しています（図9）。2016年でもPICCを導入している施設は6割を超えていました。2019年に再度調査を行いましたが、7割以上の施設がPICCを導入していることが明らかとなりました。大学附属病院は100％、急性期病院も8割以上がPICCを導入していました。この結果からも、PICCは明らかに急速に普及していることがわかります。

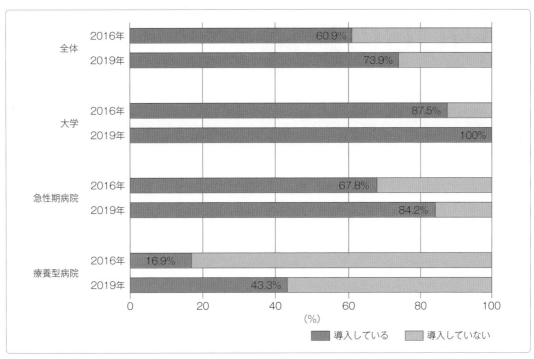

図9　PICCを導入している施設の割合（「貴施設ではPICCを導入していますか？」への回答）
2016年と2019年に実施したアンケート調査結果。全体、大学病院、急性期病院、療養型病院、いずれも、2016年の調査に比べると2019年の調査のほうがPICCを導入している施設の割合は上昇している。

COLUMN

アンケート調査は難しいが重要

　現状をいろいろ把握するためには、データが必要なのはいうまでもない。私は、1999年に科学技術庁の「点滴静脈注射などの衛生管理に関する実態調査」の研究に参加した際、全国調査の難しさと重要性を知った。

　2001年に、日本静脈経腸栄養学会の中に全国栄養療法サーベイ委員会を立ち上げ、栄養療法の実施状況に関する全国アンケート調査を行った。2003年にはTNT受講者に対して、2014年にはJSPENの会員に対して調査を行った。これらの結果はすべて論文として報告し、数多くの論文や資料などで使用されている。

　このような現状把握は非常に重要であるが、全国調査はなかなか実施できない。各製品販売会社のデータは未公開だし、診療報酬の面からの調査も十分ではない。そういう意味では、日本内視鏡外科学会の手術に関する調査はすばらしい。臨床栄養の領域でも、大きな学会が本格的に全国調査をしていただけるとうれしいが、ほとんど行われていない。ここで示しているPICCのデータは、私が代表をしている静脈経腸栄養管理指導者協議会（リーダーズ）や血管内留置カテーテル管理研究会（JANVIC）のメンバーにお願いして実施したものである。もっと大きな調査のほうが信頼性は高いかもしれないが、個別に依頼した調査なので信頼性はそれほど低くないはずである。問題は、リーダーズもJANVICも臨床栄養に対する関心・レベルが高いので、それがバイアスになっているかもしれないことである。

PICCの適応

Q1 PICCの適応についてですが、どんどん広がっているように思います。この傾向はどう判断したらいいのでしょうか？

A1 確かに、急に広がり過ぎていると思います。

　PICCは、挿入時の安全性が高く、患者さんの恐怖感も軽減できるという大きな特徴があります。そのため、PICCを導入した施設では、「なんでもかんでもPICC、とにかくPICC」という傾向が出てきていると思います。

　PICCの利点、欠点、さらにはCVCとしての問題点まで理解していれば、適応を広げることは可能ですが、便利さだけを追求して適応を広げれば、カテーテル感染をはじめとしたさまざまな合併症や問題が出てくることは間違いありません。

Q2 PICCの基本的適応について教えてください。

A2 安定した状態にある、①TPN症例、②化学療法症例、③血管刺激性の強い薬剤投与が必要な症例、④末梢静脈ルートの作成が非常に困難な症例、などが適応です。

表1　PICCの基本的適応

```
1. TPN症例
2. 化学療法症例
3. 血管刺激性の強い薬剤投与が必要な症例
4. 末梢静脈ルート作成が非常に困難な症例
```

　私は、PICCの良さを生かすには、安定した状態の症例で、表1のようなものに限定するべきではないかと考えています。

1．TPN症例

　非常によいPICCの適応です。特にTPNだけを実施する症例では第一選択です。PICCの良さが本当に活かせます。きちんと管理すれば、数か月単位で留置することもできます。もちろん、輸液、輸液ライン、PICC挿入部などの感染対策を確実に実施する必要があることを忘れてはなりません。

2．化学療法症例

　非常によいPICCの適応ですが、化学療法症例では、化学療法剤の投与だけでなく、TPN、各種薬剤・輸液投与、輸血、採血などの多目的に使うことが多いことに注意が必要です。多目的に使うことによって感染をはじめとする合併症が起こるリスクが高くなります。PICCのダブル・トリプルルーメンを使って化学療法や骨髄移植を実施している施設が多いようです。こういう使い方を否定するのではありませんが、本来の適応ではないかもしれません。多目的に使うことによって合併症が増えることを認識したうえで、と考えています。

　骨髄移植症例に対しては、本当はHickman's dual lumen catheterが適応です。多目的に、長期間使用することを目的として開発されたカテーテルです。輸血、採血にも使って管理していました。小児に対しても7フレンチのHickman's dual lumen catheterを用いて管理していました[3]。

3．血管刺激性の強い薬剤投与が必要な症例

　非常によいPICCの適応であることは間違いありませんが、必要とする期間も考慮して適応を判断すべきです。ただ、造影剤を投与するためにPICCを使うことには、私は反対しています。使い方によっては感染のリスクを高めるからです。耐圧性のPICCが使われるようになっていますが、これは、医療者側が便利さを求めていることと、償還価格の問題（販売企業の利益のため）だと思っています。これも感染リスクを高めることになります。

4．末梢静脈ルートの作成が非常に困難な症例

　仕方ないからPICC、となりますが、しかし、よい適応であるとの判断は間違いではありません。適正に管理する、それが前提です。

Q3 もっと積極的にTPNを実施すべきだ、という意見もありますね。

A3 TPNとEN（経腸栄養）の適応をきちんと見直すべきでしょう。

　NST活動が広がるに伴い、経腸栄養（Enteral Nutrition: EN）こそが正しい栄養療法で、TPNはできるだけ実施すべきではない、との考え方が広がりました。確かに、本邦ではTPNの適応が広がり過ぎて、ENで十分に管理できる症例、ENのほうが適応だと判断できる症例に対してもTPNが実施されるようになっていました。特に1990年代です。NST活動が広がったのは2000年になってからです[4]。NST活動の主な目的の一つがTPN症例を減らして経腸栄養症例を増やすことでした[5, 6, 7]。この考え方自体は間違って

いませんが、それが行き過ぎて、今度は逆にTPNを選択することは「よくない」という傾向を生み出しました。TPNを選択せざるを得なくなったら「NSTとしては敗北」と考えるようになったNSTもあります。それによって、本来はTPNが適応である症例に対しても「TPNを選択しないほうがよい」となってしまいました。同じ頃と言っていいと思いますが、CVC挿入に伴う、生命を脅かす合併症が社会問題になり、さらにTPNに対する風当たりが強くなりました。

　しかし、「本来のTPNの適応について考え

ると医学的に間違いである」と思える場合もかなりありました。ただ、TPNに対する風当たりが強くなった原因の一つとして、TPNの管理レベルの低下があると思っています。管理レベルの低下の理由の一つがCVC挿入・管理に伴う合併症の問題です。CVC挿入技術、CVC挿入時のリスク、カテーテルの感染対策、これらが適切に実施されているのではないことも重要な要因です。

CVC挿入時の安全性を考えた時、PICCを選択してTPNを実施するのは正しい選択です。そういう意味で、私は1994年から肘PICC法を導入し、2006年から上腕PICC法を導入し、安全にTPNを実施できる方法として啓発活動を行ってきました。PICCを導入すれば安全にCVCを挿入できる[8]、適応のある患者に対して安心してTPNを実施できる、

のです。これもPICCの大きな利点です。ですから、栄養管理の一つの方法として、もっと積極的にTPNを実施すれば患者さんを元気にすることができると判断すれば、PICCが非常に優れた実施経路であることは間違いありません。もちろん、感染対策は徹底的に講じる必要があります。

さらに、SPN（supplemental parenteral nutrition：補完的中心静脈栄養）の概念も打ち立てて、経口栄養、経腸栄養にTPNを併用してより有効な栄養管理を実施しようという考え方も推奨しています（図10）。とにかく、安全にCVCを挿入する一つの手段としてPICCを利用すれば、安全にTPNを実施できて、より有効な栄養管理が実施できるという考え方です。

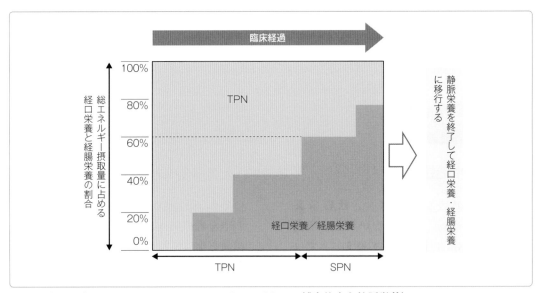

図10　SPN（supplemental parenteral nutrition：補完的中心静脈栄養）
静脈栄養症例において、徐々に経口栄養（食事）や経腸栄養の摂取量が増加したため、静脈栄養を終了して経口栄養や経腸栄養に移行するモデル。総エネルギー摂取量に占める経口栄養および経腸栄養の割合が増えて、全体の60%を超えた段階でSPNを実施していることになる。この状態をSPNと呼ぶ。また、食事摂取が少ない患者に対してTPNで補う場合があるが、おおまかに計算して経口栄養の割合が60%以上である場合、SPNを実施している、と表現する。経口栄養が不十分で、TPNで補って必要エネルギー量になるように管理する場合、SPNを行っていると呼ぶ。このような場合、PICCは非常に有用である。

Q4 PICCは便利だから、もっと活用するという考えもありますね。

A4 PICCならば、TPNも実施できるし化学療法も実施できます。

末梢静脈カテーテル（PVC）では、輸液が漏れる（血管外漏出、extravasation of fluids）、静脈炎が起こる、患者が自分で抜いてしまい（ACR：accidental catheter removal[9]、事故／自己抜去）入れ換えが必要になる、などの問題があります。そこでPVCの代わりとしてPICCを使う、という発想もあります。PICCなら、これらの問題を一気に解決できるからです。

しかも、PICCを看護師さんが入れてくれるとなると、主治医は指示を出すだけでいいので、PICCの件数がどんどん増えます。さらに、こういう表現をすると担当している看護師さんに叱られるでしょうが、できるだけたくさんPICCを入れたい、経験数を増やしたい、業績としても増やしたい、という気持

ちがあるので、本当は適応外だと思っていても、「医師の指示には逆らえない」という理由を隠れ蓑にして、PICC挿入件数がどんどん増えているような気がします。

こういう状況はダメ、というのは簡単ですが、ダメと言っても流れは止められないことのほうが多いと思います。だから、この問題に対する対応は、「きちんと管理すること」に尽きます。そんなことは当然だと、また叱られるかもしれませんが、感染を起こさないように管理をすることは非常に重要です。逆にいうと、合併症、特にカテーテル感染を起こさない管理を実践できれば、「PICCを使い過ぎ」という批判に対してもちゃんと反論もできるわけです。

Q5 在宅でのPICC使用も急速に増えているようです。

A5 PICCは以前から在宅で導入されていました。

最近、「PICCは在宅での点滴に最適」という意見をよく聞きます。しかし、すでに20年以上前からPICCは在宅でも用いられていました[10]。

在宅での使用を否定する必要はありませんが、在宅医療における輸液療法（Home Infusion Therapy: HIT）や「HPNの本来の適応」を考えるべきであることは大切です。「本来の適応」というのは、期間と輸液組成を考えることを意味しています。数か月単位で、本気でTPNを実施する場合は、やはり

長期留置用カテーテル（BROVIACカテーテルやCVポート）を選択するべきです。電解質輸液だけを1か月間程度までの投与ならPICCでもいいと思います。しかし、安易に「PICCを入れておけば在宅でも簡単に点滴ができるから」という適応は、できたら避けたいと思っています。

PICCしか方法がない場合は、安全に、かつ適正な管理を実施する、これが大前提であることを強調しておきます。

PICCと感染

A1 正しいかもしれませんが、RCTとして明確に示されたデータはありません。

PICCのほうがCICCよりもカテーテル感染率が低いと言われています[11]し、低いという報告もあります[12]。しかし、RCTとして明確に示されたデータはないと考えておくべきでしょう。大事なのは、輸液、輸液ライン、カテーテル挿入部など、全体の管理です。その管理内容が感染率を決めるはずですから、PICCのほうがCICCよりも感染率が低い、というような単純なものではないはずです。「PICCを導入すると感染率が低下するのだから」と考えて管理が疎かになれば、逆に感染率が高くなることには十分に注意しなければなりません。さらに、何回も言っているように「PICCはCVC」です。全体としてのCVC件数が増えれば、カテーテル感染の発生件数も増えます。

「PICCはCICCよりも感染率が低い」というのは、あくまでも噂レベルのものであると考えてください。

誤解してはいけないのは、PICCは感染率が低いから導入すべきである、という販売会社の説明や噂です。そういう説明や噂をそのまま受け入れてはいけません。自分で判断するべきです。

PICCを導入しても、全体としてのCRBSI予防対策が適正に講じられていなければ、感染率は高いままです。輸液が汚染すれば、即、感染します。三方活栓からさまざまな薬剤や輸液を投与すれば、即、感染します。PICC挿入部が汚染すれば、即、感染します（カテーテル挿入部皮膚から穿刺静脈までの距離は1cm程度で非常に近いことが多い）。ですから、PICCを導入すれば感染率が下がると単純に考えてはいけないのです。

Q2 PICCのほうがCICCよりも感染率が低いのは、頸部や胸部よりも腕の温度が低いから、と言われていますが、本当ですか？

A2-1 この考え方は正しくないと思います。根拠がありません。

PICCのほうがCICCよりも感染率が低い理由は、頸部や胸部よりも腕のほうが温度が低く、したがって、存在する細菌の数が少ないことと考える方が多いようです。よく言われますし、論文などにも記載されています。その参考文献は、どの論文でもRyder MAの論文[13]を根拠としています。これ以外にはないのか？　という感じもします。

Ryderの論文が引用しているのは1975年のNoble WC[14]の論文で、さらに、Nobleが引用しているのは1973年のSommerville DAら[15]の論文です。50年ほど前の論文で、古すぎる、という気もします。それに、ここまで深く論文を調べている方はいないのではないでしょうか。もともとのSommervilleの論文を読んだ方はいるのでしょうか。

Nobleがわかりやすくまとめていますが、結局、鎖骨下部の皮膚よりも前腕部皮膚の細菌数は少ないと記載されています（表2）。しかし、前腕部であって、PICCを挿入する上腕部ではありません。しかも、上腕PICCを挿入するのは上腕内側です。腋窩に近い上腕内側です。前腕と同じように上腕も細菌数は少ないとは言い切れないと思います。結局のところ、「頸部や胸部よりも腕のほうが温度が低く、存在する細菌の数が少ないから感染率が低い」という理論は、根拠として認められないことになります。

表2　体表の部位別常在細菌数（Noble WC）

部位	好気性菌		嫌気性菌	
	男性	女性	男性	女性
前額部	2075	1225	8000	13500
胸骨前部	2125	165	50000	3500
鎖骨下部	350	130	18500	2275
肩	128	48	1025	1075
腋窩下部	500	92	14	12
前腕部	250	35	9	13
手掌	98	155	33	85

胸骨前部と鎖骨下部は前腕部に比べると細菌数が多い。上腕PICCを挿入するのは上腕で、腋窩下部に近いのではないか？腋窩下部は、好気性菌は鎖骨下部とほとんど差がない。男性では鎖骨下部より多い。

A2-2 自分で検証してみたところ、頸部と上腕内側部のわずかな温度差が細菌数の有意な差につながるとは考えられませんでした。

私は、非接触型赤外線温度計を用いて、健常者91人の体表温を測定してみました[16]。前額部、頸部（内頸静脈穿刺部）、鎖骨下部（鎖骨下静脈穿刺部）、上腕内側部（上腕PICC穿刺部）、前腕内側部、の5か所です。

その結果、鎖骨下部が最も高くて36.4±0.34℃で、上腕内側部の35.97±0.18℃に対して有意差（p<0.01）がありました。頸部も36.27±0.25℃で、上腕内側部に対して有意差（p<0.01）がありました（図11）。しかし、鎖骨下部と上腕内側部の温度差は平均値で0.43℃、頸部と上腕内側部の温度差は0.3℃に過ぎませんでした。そこで私は、このわずかな差が細菌数の有意な差につながるとは考えられないと結論づけました。

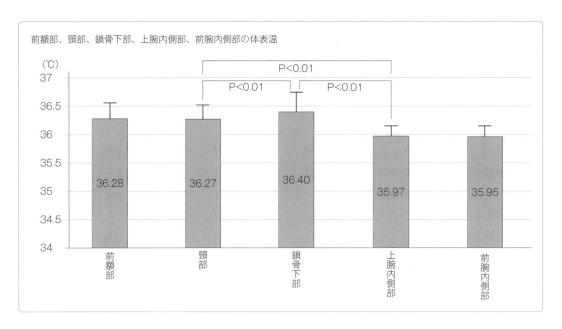

前額部、頸部、鎖骨下部、上腕内側部、前腕内側部の体表温

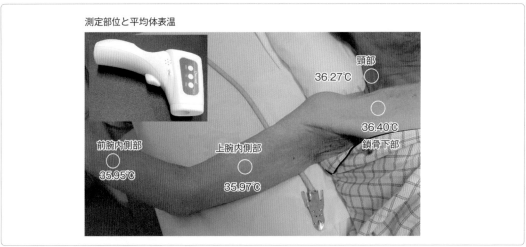

測定部位と平均体表温

図11　前額部、頸部、鎖骨下部、上腕内側部、前腕内側部の体表温

A2-3 PICC挿入部に関する要因として考えると、上腕PICC法では穿刺部皮膚から静脈までの距離が非常に短いことにも注意が必要です。

　鎖骨下静脈穿刺に比べると、カテーテルの皮下走行部分は非常に短いことは明らかです。鎖骨下静脈穿刺のほうが内頸静脈穿刺で挿入した場合よりもカテーテル感染率が低い理由は、穿刺部皮膚から静脈までの距離が長いから、という考え方があります。そうすると、上腕PICC法のほうが鎖骨下静脈穿刺法よりもカテーテル感染リスクが高いことになります。

　しかも、CRBSIの原因となる微生物は、皮膚から侵入するだけではありません。皮膚からの侵入は、カテーテル外表面を介する経路ですが、カテーテル内腔を介する経路のほうが重要だと考えられています[17]。すなわち、輸液、輸液ライン、側注ライン、カテーテルと輸液ラインの接続部などからの微生物の侵入が問題なのです[18]。

　ですから、PICCを導入するとCRBSI発生率が低下すると単純に考えてPICCを管理するのは非常に危険です。逆に、管理が雑になって感染率が高くなる恐れもあります。同時に、PICCはCVCですから、CVC挿入件数自体が増えて、カテーテル感染のリスクが高まるとも考えられます。

　もし、PICCを導入してCRBSI発生率を下げようと思えば、PICC導入時に合わせてカテーテル管理法全般についての見直しをすればいいと思います。そうすれば、PICCを導入することによってCRBSI発生率は低下するはずです。

Q3　PICCでのカテーテル感染を予防するにはどうすればいいのですか？

A3　CVCとしての厳重な無菌的管理に加えて、輸液の選択にも注意する必要があります。

　PICCはCVCである、だからCVCとしての無菌的管理を徹底しなければならない、これが基本です。何度も繰り返しますが、「PICCは末梢静脈を穿刺して挿入するカテーテルだが、カテーテル先端は上大静脈内まで挿入する中心静脈カテーテル：CVCである」という認識で管理しなければなりません。

　PICCを用いて輸液管理を実施する場合に注意しなければならないのは、輸液の選択です。

　末梢静脈カテーテル（PVC）を用いて、PPN輸液（ツインパル、パレセーフ、ビーフリード、パレプラス）を投与していると、静脈炎が起こりやすいのはよく知られています。これらのPPN輸液は、pHが体液の7.4に近く（約6.9）、滴定酸度も低くしている優れた製品です。しかし、それでも、症例によってはかなり頻回に静脈炎が起こります。静脈炎が起これば、そのつどPVCを入れ換える必要があります。その対策として、PVCの代わりとしてPICCを挿入し、PPN輸液を投与するという管理がよく行われています。これがカテーテル感染の要因として非常に重要なのです。

　PPN輸液内に微生物が侵入すると、増殖速度が非常に速いという特徴があります[19]。TPN輸液（ピーエヌツイン、フルカリック、エルネオパNF、ワンパルなど）では、真菌は増殖できますが、細菌は増殖できません（図12）。pHや浸透圧の影響です。ただし、

TPN輸液中で細菌は死滅するのではなく、少なくとも6時間は生存していることも報告されています。

これに対してPPN輸液ではほぼすべての微生物が増殖します（配合されているビタミンの影響はありますが）。したがって、輸液の選択に関しては、PPN輸液をPICCから投与しないこと、これが非常に重要です。

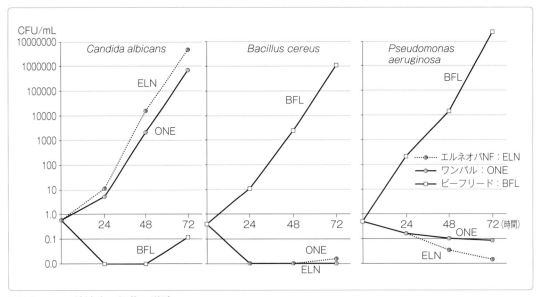

図12　TPN輸液中の細菌の増殖
TPN輸液（エルネオパNF、ワンパル）中では、*Candida albicans*は増殖できたが、*Bacillus cereus*と*Pseudomonas aeruginosa*は増殖できなかった。一方、PPN輸液（ビーフリード）中では*C.albicans*は増殖できなかったが、*B.cereus*と*P.aeruginosa*は急速に増殖した。

Q4 PICCでカテーテル感染（CRBSI）を予防するためには「輸液の管理にも注意しなければならない」という意見を聞いたことがあります。どういう意味ですか？

A4-1 きわめて重要な注意点です。PVCをPICCに代える場合、輸液も変更する必要があります。

PICCをTPNに使用する場合は、管理としてはCICCと同じようにすればいいため、特別にPICCだからという注意点はありません。輸液ラインやドレッシングの管理などについては同様でいいのです。問題は、CVCであるのにPPN輸液を使ってしまうことです。

「末梢静脈カテーテル（PVC）を用いて PPN輸液を投与していたが、頻回に静脈炎が起こるのでPVCをPICCに入れ換えた、だから輸液としてはそのままPPN輸液を使う」この考え方が間違っているのです。こういう理由でPVCをPICCに代える場合、輸液も変更する必要があります。PICCからPPN輸液を投与してはいけません。

PPN輸液の添付文書には『末梢静脈内に点滴静注する』と記載されています。PICCは中心静脈カテーテルです。PICCからPPN輸液を投与することは「適用外使用」です。末梢静脈内に点滴静注することを条件に認可された輸液なのです。さらに、感染の問題（PPN輸液中では微生物の増殖が速い[20]）があるので、PICCからPPN輸液を投与しないこと、これが感染予防上、非常に重要です。

A4-2　PPN自体のCRBSIについても理解しておく必要があります。

PPNではCRBSIのリスクが高いことが問題になっています[21]。PPNではPVC留置に伴う静脈炎も問題になりますが（図13）、現在問題となっているPPNに伴うCRBSIは、静脈炎が起こらなくても発生します。その要因はPPN輸液では微生物が増殖しやすいし、増殖速度が速いことです[22]。

その対策は、PPN輸液の性質を理解して無菌的管理を徹底することです。具体的には、
　①PVCは96時間以上留置しない
　②輸液ラインはPVC入れ換え時に交換する
　③可能な限りPPN輸液に薬剤を混注しない
　④PPN輸液の投与ラインからワンショット静注はしない
などです。PVCを96時間以上留置しない、これは非常に重要な対応だと考えています。

PICCを用いてPPN輸液を投与する場合、PICCは96時間以内に入れ換えることはありませんし、通常、輸液ラインの交換も週1回です。さらに、PVCの代わりだという認識でPICCを管理すれば、インラインフィルタも組み込まないでしょう。そうすると、感染リスクが非常に高くなります。

PICCからPPN輸液を投与することは、CRBSI発生リスクと発生率を高めることになります。CICCからTPN輸液を投与する場合よりも、PICCからPPN輸液を投与する場合のほうがCRBSI発生率が高くなることは間違いないでしょう。ここを理解することがきわめて重要です。こういう考え方も理解してPICCを管理しなければなりません。

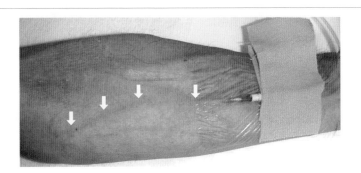

図13　PPN輸液投与に伴う静脈炎

静脈に沿って発赤を認める（⬇）。PPN輸液投与開始2日後、患者さんが疼痛を訴えた。現在の本邦におけるPPNでは、静脈炎が起こって早めにカテーテルが抜去されているからCRBSIが起こりにくいのである。静脈炎が起こらずにPPN輸液を長期間投与できたら、もっともっとCRBSIが発生する。この考え方でPICCからPPN輸液を投与する場合の感染リスクを考えると、PICCからPPN輸液を投与してはいけないことは容易に理解できるはずである。

A4-3 2020年12月に発売されたエネフリード輸液は絶対にPICCから投与してはいけません。

エネフリード輸液（大塚製薬工場、アミノ酸・糖・電解質・脂肪・水溶性ビタミン液）は、静脈栄養輸液としてはとてもよい組成です。550mLを投与すればエネルギーとして310kcalを投与できます。これまで使われてきたPPN輸液は500mLで210kcalなので、有効性は高いと判断できます。

しかし、問題は感染です。感染に関するデータは提示されていませんが、脂肪が含まれている、水溶性ビタミンが含まれている、pHが約6.4で血液のpHの7.4に近い、などの理由で、微生物の増殖が非常に速いと推測できます。

そのため、以下のように記載されています。

・外観で細菌汚染・配合変化を確認できず、また、細菌が混入すると増殖しやすい
・末梢静脈カテーテル等（この『等』は不要です）刺入部及び輸液ラインの接合部は常に清潔にしておくこと
・輸液ラインは閉鎖式輸液ライン（この表現は正しくありません）などを使用することが望ましい

さらに、これが最も重要なのですが、「**連日投与する場合は輸液ラインを24時間毎に交換すること**」と全般的な注意として記載されています。

この場合の「輸液ライン」の定義が重要になります。カテーテルに延長チューブを接続し、それに輸液ラインを接続している場合、「輸液ラインだけを交換すればいい」と判断すれば、カテーテルと延長チューブをヘパリンロックして継続使用することになります。私は、この考え方で管理することは危険だ、カテーテル感染のリスクを下げることにはならないと思っています。

また、「本剤に他の薬剤を混注しないこと」「本剤の輸液ラインの側管から他の薬剤を投与しないこと」とも記載されています。要するに、輸液が汚染するとカテーテル感染が起こりやすい、これがわかっているからの対応です。

エネフリード輸液をPICCから投与してはいけない、これは必ず厳守してください。

もちろん、**PICCからエネフリードを投与すると「適用外使用」として査定される**はずです。エネフリードの添付文書には「通常成人には1回550mLを**末梢静脈内に点滴静注する**」と記載されています。ここも非常に重要です。

肘PICCと上腕PICC

Q1 肘PICCでは肘の屈伸に伴ってカテーテルが微妙に動く、これが静脈を刺激するため、上腕PICCのほうが静脈炎が少ないのではないでしょうか。

A1 確かに肘PICCよりも上腕PICCのほうが静脈炎は少ない、これは私の経験からも確かです。

　私は、1994年に肘PICCを導入し、1999年に110本の成績をまとめました。静脈炎については、挿入後、1～3日でカテーテルが挿入されている静脈に沿った疼痛を訴えた症例が18例（16.4％）で、静脈に沿った硬結を触知しました。内12例では発赤・腫脹もみられ、静脈炎と診断しました。2例では疼痛のために抜去しました。他の16例ではこれらの症状は3～7日で消失したため、継続使用することができました。10例では消炎鎮痛剤を使用し、5例では冷湿布を併用しました。

　2006年にエコーガイド下上腕PICC法を導入し、2013年までに挿入した568本の成績をまとめて報告しました。静脈炎のために抜去したのは1本だけで0.2％でした。明らかに肘PICCよりも低率でした。上腕PICC法ではほとんど静脈炎は発生しないという感触で管理していました。

　2016年に血管内留置カテーテル管理研究会でPICCの使用実態に関する調査を行いました[23]。血栓性静脈炎の発生率に関して上腕PICCと肘PICCで比較しましたが、肘PICCのほうが上腕PICCよりも血栓性静脈炎発生率が有意に高い、という結果でした（図14）。

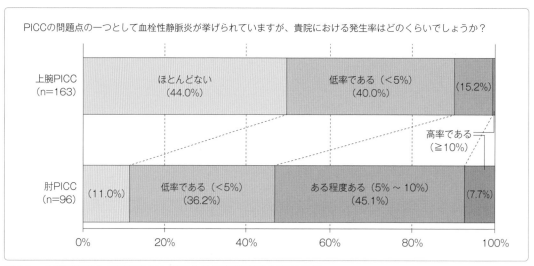

PICCの問題点の一つとして血栓性静脈炎が挙げられていますが、貴院における発生率はどのくらいでしょうか？

上腕PICC (n=163)
ほとんどない (44.0%) ／ 低率である（＜5%）(40.0%) ／ (15.2%)

肘PICC (n=96)
(11.0%) ／ 低率である（＜5%）(36.2%) ／ ある程度ある（5%〜10%）(45.1%) ／ (7.7%)

高率である（≧10%）

図14　上腕PICCと肘PICCにおける血栓性静脈炎発生率の比較
上腕PICCと肘PICCで血栓性静脈炎の発生率について比較すると、肘PICCのほうが血栓性静脈炎の発生率は有意に高かった。
（p<0.01, Wilcoxon順位和検定）

　Stokowski Gら[24]は、538本のPICCについて解析し、肘PICCでは247本のうちの23本（9.3%）、上腕PICCでは290本のうちの6本（2.1%）に血栓形成が認められ、両者の間には有意差があったと報告しています。

　私自身の経験、また、私自身が持っているデータからは、肘PICCのほうが上腕PICCよりも静脈炎発生率が高いことは明らかです。それでは「なぜ？」となると、明確な答えはもっていません。

　問題は、「PICC留置に伴う静脈炎が血栓性静脈炎なのか」です。多くの場合、消炎鎮痛剤の投与や温冷湿布により3〜7日で消退し、そのまま継続使用できます（できました）。血栓性静脈炎であればカテーテル抜去と抗菌薬の投与が治療として必要です。比較的簡単な処置や投薬で継続使用できたことは、実は、通常の血栓性静脈炎とは発生要因が異なると考えるべきなのではないでしょうか。

　Geissら[25]は、「unaccountable phlebitis」と表現し、感染によるものではなく、静脈内腔の狭小化と血管内異物としてのカテーテルに対する反応がその要因であると報告しています。そう考えると、肘PICCでは肘の屈伸などに伴ってカテーテルが微妙に動くことが刺激となる、だから上腕PICCのほうが静脈への刺激が弱い、これが要因ではないかと考えています。

Q2 肘PICCよりも上腕PICCのほうが推奨されると考えていいのですね？

A2 そうです。さまざまな要因から、私も上腕PICCを推奨しています。

肘を曲げると滴下が悪くなる、静脈炎の発生率が高い——これらが肘PICCの欠点であることは間違いありません。患者さんにとっては結構大きい欠点のはずです。静脈炎の痛みは軽度であっても、患者さんは24時間、ずっとこの痛みを意識することになります。肘を曲げてはいけない、これもずっと気にする必要があります。ベッドで臥床する時、肘の位置をずっと気にする必要があります。この点を考えると、やはり上腕PICCのほうが患者さんのQOLの面からも推奨できます。細かい点ですが、上腕のほうが安心して入浴やシャワーもできるはずです。

合併症やQOLを考えると、やはり、上腕PICC法のほうが推奨されるのは当然といえば当然です。手技的には肘PICCよりも上腕PICCのほうが挿入は難しいかもしれません

が、それよりも患者さんのQOLなどを考えると、上腕PICCを選択すべきです。Polak JFら[26]は、PICCを肘の静脈に挿入した場合（肘PICC）と肘より中枢側の上腕に挿入した場合（上腕PICC）を比較し、「『effect on activities of daily living（affected/not affected）：日常生活への影響』における満足度が、上腕のほうが有意に高かった」と報告しています。これは非常に重要です。

肘PICCを挿入する場合、発生するリスクはきわめて小さいのですが、CRPS（complex regional pain syndrome：複合性局所疼痛症候群）に注意する必要があります。肘の肘正中皮静脈や尺側皮静脈を穿刺する場合、内側前腕皮神経を損傷するリスクがあると認識しておくべきです（図15）。

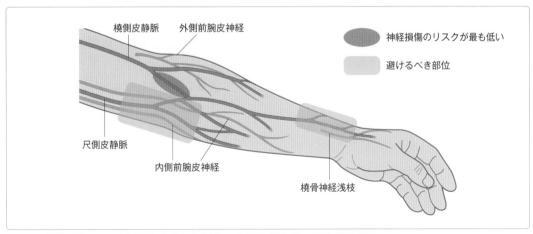

図15　神経損傷CRPS回避を考慮した採血、末梢静脈カテーテル挿入部位
肘でPICCを挿入する場合（肘正中皮静脈、尺側皮静脈を穿刺する）、内側前腕皮神経損傷のリスクがあると認識しておくべきである。

確かに、挿入の手間からすれば、肘PICCのほうが楽だと考える方が多いと思います。しかし、目的は安全にCVCを挿入すること、それを快適に使うことです。その点から考えると、挿入には手間がかかっても患者さんのQOLなどのために上腕PICCを選択するべきだと私は思います。

25年ほど前のことですが、一緒に勤務していた医師がイレウスになりました。TPNが必要だと判断されました。医師に鎖骨下静脈穿刺をして気胸でも発生させたら、それは大変です（こういう表現は良くないのはわかっていますが）。この医師自身ももちろんたくさんの症例にCVCを挿入していました。そこで、私がPICCを挿入することになり、肘PICCを挿入しました。問題なく、挿入しました。しかし、肘PICC挿入後4日目に、この医師に呼ばれました。どうしてもPICCを抜いてほしい、痛い、ずっと痛い、と言われました。イレウスはまだ改善してはいなかったのですが、抜かざるをえませんでした。いろいろな状況も理解している医師が、どうしてもPICCを抜いてほしいという、これはやはり肘PICC留置に伴う静脈炎と疼痛がいかにつらいものかを示しているのだと思いました。

以来、私自身、静脈炎やそれに伴う疼痛を重く受け止めるようになりました。静脈炎の痛み？　たいしたことはないだろう、そういう認識だったと思いますが、認識を新たにしました。この点から考えても、やはり、静脈炎の発生頻度が低い上腕PICCを選択するべきだと思っていますし、そう主張しています。

Q3 肘PICCはダメなのですか？　肘PICCしか選択できない場合の注意点は？

A3 肘PICCはダメ、とは言えません。「可能な限り上腕PICCを選ぶべきである」が適切な判断だと思います。

肘PICCしか選択できない場合とは、エコーガイド下上腕PICC法の技術がない、エコーの機器がない、に相当するのでしょうか。確かに、そういう施設はあると思います。そういう施設でも肘PICCはダメなのか？慎重に考える必要があります。肘PICCしか選択できない場合には、以下のような注意を払えば管理できるはずです。肘PICCで半年間、管理できた症例もあります。

①可能なら、肘の上、上腕の下のほうで静脈を確認できるなら、そこから挿入する。カテーテルの体外部分は前腕方向ではなく、上腕方向で固定する。

②肘の屈曲に関しては、ある程度の屈曲は仕方ないとして、強く屈曲することを避けるよう指導する。

③静脈炎が起これば、痛みは消炎鎮痛剤および温冷湿布で経過をみたら数日間で治まることをきちんと説明して患者に理解させる。

感染に関しては上腕PICCも肘PICCも管理方法は同じですが、とにかく、注意深く感染対策を実践することが重要です。

しかし、なんとかして、肘PICCではなくて上腕PICCを標準としていただきたいと思っています（図16）。上腕PICCなんて考えていない、そんな医師もいるとは思いますが…。

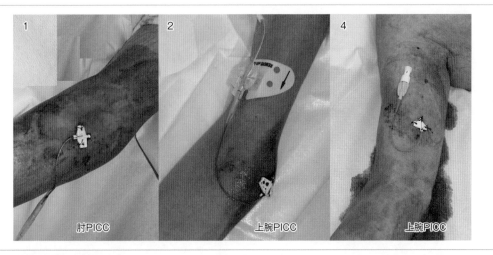

図16　肘PICCと上腕PICC

①は肘PICCで、肘窩の静脈を穿刺して挿入している。②は肘の静脈を穿刺しているが、一応、上腕PICCである。静脈が浮き上がっていたので、エコーを用いずに穿刺した。③は腋窩と肘の真ん中あたりで静脈を穿刺している上腕PICCである。

COLUMN

肘PICCはできるだけ避け、上腕PICCを優先するべきである

　1994年に肘PICCを導入した時、穿刺・挿入は非常に簡単で安全で、すぐにやれる、と思った。しかし、肘を曲げてはいけない、静脈炎の発生率が高い、などの問題があり、鎖骨下穿刺のほうがいいと思っていた。さらにコストの問題もあり、1997年に大阪大学へ戻ってからの約10年間は、あまり積極的にPICCを使わなかった。2006年にエコーガイド下上腕PICC法を導入したが、肘を曲げてもいい、静脈炎も起こらない、安全であり、積極的に導入すべきだと確信した。しかし、肘PICCがどんどん実施されている施設もあるようだ。年間1000本以上のPICCが使われている病院があるとのことだが、エコーガイド下上腕PICC法なのであろうか、肘PICCだと思われる。そうでないと、こんなに数多くのPICCを使うことはできないはずである（実態は不明であるが）。

　私は、「肘PICCよりも上腕PICCを優先すべきだ」と、もう15年以上主張している。肘PICCを選択している施設は、「術者にとって安全で楽」なのが理由なのだろう。しかし、より適切な方法があるのなら、それを選択すべきだと思う。より適切である理由を患者さんの側から見た場合、「肘を曲げてもよい」「静脈炎が発生しない」「腕の動きの制限が少ない」なのである。これらの理由は、実に大事だと思っている。患者さんにとってよりよい手技を会得することは、医療者としての義務である。エコーガイド下上腕PICC法を修得すること、これも患者さんのための医療の一つである。

PICCと合併症

Q1 PICCでは深部静脈血栓症が起こりやすいと聞いていますが、本当ですか？　どうすれば予防できるのですか？　治療はどうするのですか？

A1 本当だと思います。私自身は500本以上の上腕PICCの経験がありますが、重篤な深部静脈血栓症は経験していないので、一般的な考え方について述べます。

　PICCに特化した深部静脈血栓症については、本邦での集計はありません。いずれも外国のものです。頻度はいろいろです。静脈血栓症の発生頻度は、Chopra V[27]のメタ解析では29,530人のうちの4.86％、Chemaly RF[28]の検討では2,063例中の51例（2.47％）と報告されています。CICCに比してPICCのほうが静脈血栓症の発生率が高いことも報告されています。

　CICCに比してPICCのほうが静脈内走行距離が長いので、血栓ができやすいのは当然かもしれません。となると、大腿静脈穿刺で挿入する場合のほうが静脈内走行距離は長いし、血流の問題もあるので、静脈血栓症ができやすいはずです。ただし、これらは外国のデータです。人種によって凝固能が異なるようなので（明確に書かれている論文を見つけることはできませんでした。しかし、PT-INRやワルファリンの有効量で人種差があるのは報告されています）、日本人では静脈血栓症の発生率はもっと低いのではないかと、個人的には思っています。データがないので、印象だけで言っているのですが。

　また、Abdullah BS[29]はPICC抜去時に静脈造影を行い、26例中の10例、38.5％で血栓が確認されたと報告しています。また、Itkin Mら[30]も、PICC全例に超音波検査を実施し、血栓が71.9％で認められたと報告しています。しかし、症状を認めたのは4％でした。これらの報告における血栓形成率は非常に高いのですが、このくらいはあると私は思っています。これはPICCに限った問題ではなく、どこから挿入しても、CICCでも、カテーテル周囲にはフィブリンシースが形成されるはずなので、このくらいの頻度はあると考えていいと思います。ただし、これらの血栓が臨床的に問題になるかというと、そうではないようです。

　静脈の径とカテーテルの外径との関係が静脈血栓に影響すると報告されています。Groveら[31]によると、PICC留置に伴う血栓症の発生率は0.3％で、血栓症発生率はカテー

テルの太さと関係していました。血栓形成の原因は、カテーテルが挿入されることによって血流が障害されることで、PICCの場合は血管内走行距離が長いので影響があるのです。静脈の直径がカテーテルの外径の3倍以上でなければPICCを挿入しないようにすることが血栓形成予防策であるという意見もあります。Sharpら[32]の検討では、血管径に対するカテーテルの直径が45％以上になると急激に深部静脈血栓症の発生率が高くなっていました。

静脈血栓の問題は無視してはいけませんが、だからといってそれほど恐れる必要もないと考えています。これまでの、臨床的に問題となったと報告されている静脈血栓症は、感染との関連があって有症状化したのではないかと思っていますが、これも断定はできません。

予防としては、ガイドワイヤで静脈内壁を傷つけない、無理で乱暴な挿入をしないこと、挿入時には血流に乗せるようにゆっくりと挿入する、などが対策になるでしょうか。

カテーテルの材質としてはシリコーンのほうが血管壁にやさしいはずです。それからポリウレタン製カテーテルは、長さを調節するために先端部を切断すると、やはり先端で静脈内壁を刺激することになるのではないかという印象を持っています。

治療は、深部静脈血栓症の治療として、抗凝固剤、ワルファリン、ヘパリン、ウロキナーゼなどを使うことになります。『肺塞栓症および深部静脈血栓症の診断、治療、予防に関するガイドライン』（https://js-phlebology.jp/wp/wp-content/uploads/2019/03/JCS2017_ito_h.pdf）を参照しながら、循環器の先生に相談するのがいいと思います。

Q2 PICCではカテーテルの先端位置異常が起こりやすいのですが、どうすれば予防できますか？　やはりX線透視下で挿入するほうがいいのですか？

A2 PICCではカテーテル先端位置異常が起こりやすいことは十分に認識しておくべきです。

西尾ら[33]は、病棟でX線透視を用いずにPICCを挿入した73例において、カテーテル先端位置異常が12.3％に起こったと報告しています。私の経験でも、X線透視を用いなかった場合には6.0％（568本の34本）にカテーテル先端位置異常が起こりました。

その予防方法はX線透視下でカテーテルの走行を確認しながら挿入することです[34]。静脈の走行はさまざまですから、先端位置異常が起こりやすい、だから、X線透視下で行うべきだ、という考え方で実施すればいいと思います。PICCだから特別、X線透視が必要なのか？　そうかもしれませんが、特別ではなくPICCで適正な位置に先端を誘導するためにはX線透視下で実施するのは当然だ、という考え方が必要だと思っています。

X線写真での確認をしなくても先端位置が確認できる器械も発売されていますが、私は最終的にはX線写真で先端位置を確認したいと思っています（図17）。カテーテル先端と上大静脈壁との位置関係を確認したいからです。シャーロック3Gという器械を使ったことがないので、偉そうなことは言えませんが、私はX線写真およびX線透視で確認した

いと思っています。

PICCを右腕から挿入するほうがカテーテル先端位置異常が起こりやすいのか？　左腕のほう？　これに関しては、私の経験では右からのほうが有意に内頸静脈への誤挿入が多いという結果でした。だから、左腕から挿入

するべき？　利き腕は右のほうが多いから、この結果からも優先的に左腕から挿入するべき？　とは考えていません。X線透視下で実施すれば、右腕からでも左腕からでも、先端位置を確認しながら挿入できます。

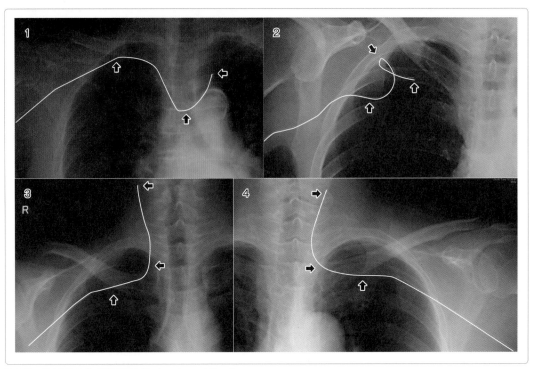

図17　PICCの先端位置異常（malposition）
①右側から挿入したが、先端は左腕頭静脈から鎖骨下静脈にある。②たぶん鎖骨下静脈内でループを作ってしまい、先端は鎖骨下静脈内にある。③④先端は内頸静脈にある。

Q3 PICCでは上大静脈壁が穿孔するリスクがあるそうですが、予防するにはどうすればいいのでしょうか？

A3　挿入時にカテーテル先端位置の確認が重要です。

PICCでは、肩関節を外転することによってカテーテル先端が移動することが知られています。Forauer ARら[35]は、肩関節の外転により、2〜53mm、平均21mm動いたことを報告しています。これが上大静脈壁をPICC

が穿孔させる重要な要因だと考えられています。

古い検討結果ですが、1986年に山下ら[36]がカテーテルによる大血管穿孔を集計しています。これによると、カテーテル挿入部位は、

上肢の静脈が20例、頸部の静脈が11例、鎖骨下静脈が14例でした。上肢の静脈から挿入した場合が最も多かったことがわかります。この頃はPICCとしてではなく、ポリ塩化ビニル製カテーテルを肘の静脈から上大静脈へと挿入していました。Sorensonカテーテルという、肘の静脈から挿入する中心静脈カテーテルがよく使われていました（図18）。ポリ塩化ビニル製のカテーテルでした。腕や肩が動くことによってカテーテルの先端が動いて上大静脈壁を刺激する、カテーテル自体も硬い、これによって上大静脈壁穿孔という合併症が起こっていました。

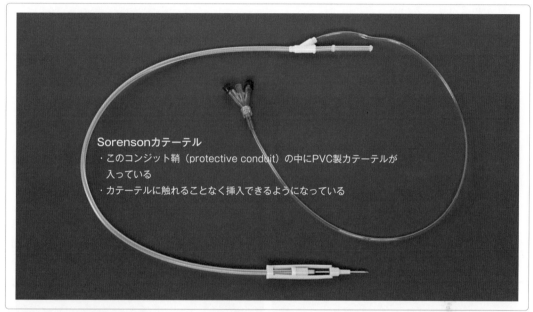

Sorensonカテーテル
・このコンジット鞘（protective conduit）の中にPVC製カテーテルが入っている
・カテーテルに触れることなく挿入できるようになっている

図18　Sorensonカテーテル

　その後、シリコーン製やポリウレタン製の柔らかく細いカテーテルが開発され、上大静脈壁を穿孔させるリスクも低下したとしてPICCが現在のように広く普及するに至ったのです。したがって、PICCによる上大静脈壁穿孔のリスクはかなり低下しているはずです。

　しかし、私はポリウレタン製のマルチルーメンのPICCが普及すれば、上大静脈壁穿孔のリスクが出てくるのではないかと危惧しています。もちろん、X線透視やX線写真でカテーテル先端位置が適正であることを確認しておけば、上大静脈壁穿孔という問題は起こらないと思っていますが。

　ポリウレタン製のマルチルーメンカテーテルの先端は、シングルルーメンより硬いでしょうし、シリコーン製より硬いでしょう。さらに、ポリウレタン製のマルチルーメンカテーテルの先端を切断して使用する場合、先端を斜めに切断することはないでしょうが、先端が鋭角にならないようにする必要があります。その上で、上大静脈壁を押すような感じで留置すれば、上大静脈壁穿孔のリスクはあると考えています。

　PICCを留置して48日目に上大静脈壁が穿孔した症例が報告されています[37]。ダブルルーメンのPICC、Argyle™ PICC Kit, 4.5Frを左上腕尺側皮静脈から挿入した症例です。

先端位置は気管分岐部レベルで、血液の逆流があることも確認しています。全身麻酔時に薬剤の効果が遅発したため、上大静脈壁穿孔を疑って胸部単純CT画像を撮ると、PICC先端が上大静脈外に存在していること、前縦郭および右胸腔に液体が貯留していることを確認したと記載されています。

頻度はかなり低いと思いますが、こういう合併症が起こるリスクがあることは常に考えておくべきです。特にマルチルーメンのPICCでは注意が必要です。

「PICCの先端位置をどこにおくか?」「適正位置とは?」については、上大静脈の気管分岐部の少し下、と考えています。少し深めでもいい、上大静脈壁と平行になるようにする、X線透視で先端が動いていることを確認する、という考えで決めています（図19）。

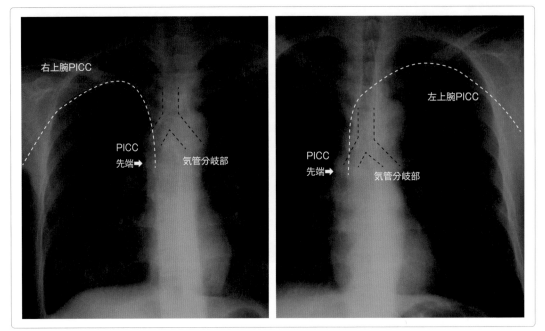

図19　PICCの適正な先端位置
右から挿入しても、左から挿入しても、気管分岐部のやや下、上大静脈壁に平行になるように留置している。現在使用しているPICCは非常に柔らかいので、この位置に留置しておけば上大静脈壁を穿孔することはないはずである。

PICCの具体的技法

Q1 PICCは右から挿入すべきか、左から挿入すべきか、よく議論になりますが、どのように考えたらいいでしょうか？

A1-1 私自身は右でも左でもいいと思っていました。

本邦でのPICC関連論文で、右、左の記載があるものをチェックしてみました。右、左の記載がある論文は少ないのですが、8編の論文を集計すると、右が542本、左が577本でした。私の論文の本数が多いため、その影響はありますが、どちらかに偏っているということではないような感じです。右のほうが多い施設もありますし、左のほうが多い施設もあります。

右か、左かについては、挿入時の先端位置異常がどちらが多いのか？　も選択の条件になるでしょう。これも検討しているのは私の論文[38]だけで、右が6.3％、左が3.5％で、右のほうが先端位置異常が多い、という結果でした。しかし、先端位置異常は、X線透視下で実施すれば問題とはなりません。

カテーテル先端の刺激によって上大静脈壁の穿孔という合併症が起こりやすいのはどち

ら？　という観点からは、左のほうが起こりやすい、と言われています。カテーテル先端が上大静脈を刺激する角度で接するのは左だからです。といっても、この合併症の件数が非常に少ないので、どちらがということは言えないはずです。

しかし、左から挿入すると上大静脈の右壁に直交するように突き当たることがあります。そうすると上大静脈壁が穿孔するリスクはゼロではない、となります。さらに、カテーテルの先端位置は腕や肩の動き、あるいは、立位、座位によって数センチ単位で動いていることも理解しておくべきです。

左から挿入すると上大静脈の右壁を挿入するリスクがある、という理由で右から挿入するほうがよい、と一般的には考えられています。

A1-2 静脈血栓症は左のほうができやすいのではないでしょうか。

PICC留置に伴う静脈血栓症についての報告は多くはありません。日本では、私が医学中央雑誌で検索したところでは7例の報告が

あります。このうちの6例は左から挿入したPICCです[39]。

左腕頭静脈の血流に原因があるのではない

でしょうか。左腕頭静脈は胸骨と上行大動脈により圧迫され、それに伴って血流が鬱滞し、内頸静脈などへの血液逆流が起こるとのことです[40]。これが静脈血栓症と関係しているという考え方があります（図20）。

造影剤の注入は右腕から実施するのが放射線科での常識だとのことです。診療放射線技師にとっては常識だ、教科書に記載されている、と教えてもらいました。左腕から造影剤を注入すると、左内頸静脈などに逆流して造影効果に影響があるのが理由だそうです。

だから、この静脈血栓症のできやすさという問題も考えて、右から挿入するべきか、左から挿入するべきかを考える必要があります。しかし、実際には左のほうが静脈血栓ができやすいという報告は、私が調べた限りで

は見当たりません。理論的には、血流の関係から考えると、左のほうがカテーテル周囲血栓や静脈血栓ができやすい、そう考えてもおかしくない、そんな感じです。

だから、できることなら右を優先的に選択するほうがいい、というくらいの感じでしょうか。堂々と右を選択するほうがいいと断言できるほどのデータがありません。しかし、できるなら右を優先的に選択するほうがいいのではありませんか？　ということになります。

この、左腕頭静脈の状態を知って以来、私はやはり右を優先すべきではないかと思っています。左から挿入してはいけないのではありませんが、左から挿入する場合にはこの問題に注意しておくべきだと思います。

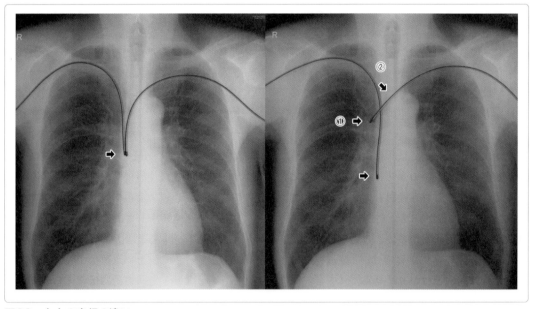

図20　左右の走行の違い

X線透視下で実施すれば、先端位置は上大静脈内で、気管分岐部よりやや深めに挿入すれば、左右、ほぼ同じ位置に留置できる。右からのほうが内頸静脈への先端位置異常は起こりやすいようである。左から挿入すると、矢印①のように上大静脈壁に突き当たるように留置される恐れがある。また、矢印②は左腕頭静脈内であり、ここで血栓ができやすい可能性があるので注意が必要である。

PICCと看護

Q1 制度としては、いつから、看護師がPICCを挿入してもよい、となったのですか？

A1 2015年から「特定行為に係る看護師の研修制度」で研修を受けた看護師が「PICCを挿入する」行為が認められました。

　2008年から大学院修士課程でNP（Nurse Practitioner）教育が開始され、2011年から修了生がJNP（Japanese Nurse Practitioner）として活動を始め、医師の指示のもとに侵襲的な処置の一部などの診療補助をしているようです。『ようです』と表現したのは、明確な指針がないというか、医療界全体として認められたのではないという噂もあるからです。

　しかし、2014年6月に保健師助産師看護師法の一部が改正され、2015年10月より『特定行為に係る看護師の研修制度』で研修を受けた看護師が『PICCを挿入する』行為が認められました。その結果、JNPや特定行為研修を受けた看護師がPICCを挿入する施設が増加しています。だから、「正式に」と言っていいのかはわかりませんが、とにかく、2015年10月からは看護師さんがPICCを挿入してもよいことになりました。これは、たぶん間違いないと思います。間違っている部分があれば、教えてください。

　しかし、ここで問題にしたいのは「看護師の特定行為および特定行為区分」に挙げられている「栄養に係るカテーテル管理（末梢留置型中心静脈注射用カテーテル管理）関連」という用語です。PICCを「末梢留置型中心静脈注射用カテーテル」としていること、これは問題です。Peripherally inserted central catheterです。「末梢に留置する」のではありません。末梢静脈から挿入して、先端を中心静脈内に留置するカテーテルです。誰がこの名称にしたのでしょう。医学的にちゃんとした名称を使って欲しいものです。

　アメリカでは、かなり前から看護師さんがPICCを挿入しています。いろいろ調べると、1983年頃から、いわゆるIVナースがPICCを挿入していたようです。その際、医師からこの立場を獲得するためにナースがどのように活動したかが論文に記載されています[41]。もちろん、この頃は肘の静脈からの挿入でした。「エコーガイド下にPICCを挿入するようになったのはいつからか？」ですが、1995年頃からエコーガイド下PICC挿入法が普及していますので、この頃からだと思います。

Q2 当院ではPICCをなかなか導入できません。どうしたらいいでしょうか？ 特定行為研修を修了した看護師が実施するようにしたらいいでしょうか？

A2 若手医師にハンズオンセミナーなどに参加してもらうのがいいのではないでしょうか。

　率先してPICCを導入しようとする医師がいれば、何の問題もなく導入できるはずです。しかし、新しい手技にはなかなか飛びつかない医師ばかりの施設では、導入は難しいかもしれません。看護師さんに特定行為研修を受けてもらってPICCを導入するのは非常にいい方法だと思いますが、個人個人の考え方もありますので、一概には言えません。そう考えると、若手の医師に、学会や企業が開催するPICCのハンズオンセミナーなどに参加してもらうのが一番いい方法なのではないでしょうか。若手の医師なら、エコーガイド下上腕PICC法の面白さ・安全性・有用性を知れば、その施設で率先して実施するようになると思います。

　私は、約40年前、研修医生活を広島県呉市の国立呉病院（現在の国立病院機構呉医療センター）の外科で過ごしました。当時は、CVCの挿入方法として鎖骨下静脈穿刺法が普及し始めた頃でした。私の師匠は鎖骨下静脈穿刺法が嫌いでしたので、よくやらせてもらいました。そうすると、だんだん上手になります。自分の鎖骨下静脈穿刺法の技術に自信が出てきます。そうすると、より経験を積みたくなります。内科からも鎖骨下静脈穿刺をしてくれないか、という依頼がくるようになりました。だんだんと院内に鎖骨下静脈穿刺法が広まっていきました。これと同じです。エコーガイド下上腕PICC法を、まずは若手の医師に興味を持ってもらい、技術・管理方法を修得してもらうのがいいと思います。

引用文献

1　井上善文，曹英樹，菰田弘，ほか：Groshong PICCの使用経験．外科治療 1997; 76: 225-231

2　井上善文，小西綾子，庄野史代，ほか：Groshong peripherally inserted central venous catheter（PICC）：管理の実際と問題点．JJPEN 1999; 21: 137-145

3　井上善文，根津理一郎，奥村賢三，ほか：小児悪性腫瘍化学療法施行時のHickman's Dual Lumen Catheterの有用性に関する臨床的検討．日小外会誌 1990; 26: 938-946

4　東口高志：わが国におけるNST加算の現状と将来展望．臨床栄養 2015; 127: 626-633.

5　伊藤彰博，東口高志，村井美代，ほか：PPM-III方式による全科型NSTの効果．静脈経腸栄養 21: 63-68, 2006

6　近藤由利，京野忍：小規模療養型病院でのNST活動効果．日本医療マネジメント学会雑誌 2007; 8: 356-360

7　古賀勝治，齋藤仁紀，平川克哉，ほか：薬剤部を事務局としたnutrition support team（NST）稼働3年間の成果．日病薬誌 2009; 45: 217-220

8　井上善文：最も安全な中心静脈カテーテル挿入経路としてのPICC．栄養評価と治療 2009; 26: 306-309

9　井上善文：患者自身が経鼻胃管を抜去した場合は，自己抜去？事故抜去？どちらの表現も適切ではないのでは？Med Nutr PEN Lead 2017; 1: 206-207

10　馬庭芳朗，栗田睦子，坂本美春，ほか：地域医療における在宅中心静脈栄養法の特性と3way valved PICC　特に消化器癌症例について．癌と化学療法 1997; 24（Suppl.IV）: 479-483

11 岩堀真弓，橋亮介，下山あさ子，ほか：末梢静脈挿入中心静脈カテーテルと中心静脈カテーテルの使用実態調査．旭川厚生病院医誌 2013; 2: 10-14

12 Sakai T, Kohda K, Konuma Y, et al: A role for peripherally inserted central venous catheters in the prevention of catheter-related blood stream infections in patients with hematological malignancies. Int J Hematol 2014; 100: 592-598

13 Ryder MA: Peripheral access options. Surg Oncol Clin N Am 1995; 4: 395-427

14 Noble WC: Dispersal of skin microorganisms. Br J Dermatol 1975; 93: 477-485

15 Sommerville DA, Murphy CT: Quantitation of Corynebacterium acnes on healthy human skin. J Invest Dermatology 1973; 60: 231-233

16 井上善文，吉川正人，小田利恵，ほか：中心静脈カテーテル挿入部の体表温に関する検討—PICCがCICCよりも感染率が低い？その理由は腕の体温が頸部・胸部より低いため？−．Med Nutr PEN Lead 2021; 5: 73-75

17 Sitges-Serra A, Linares J, Garau J: Catheter sepsis: the clue is the hub. Surgery 1985; 97: 355-357

18 井上善文：輸液ラインディバイスの現状と課題．静脈経腸栄養 2014; 29: 725-731

19 井上善文，井上博行，藤本瞳，ほか：静脈栄養輸液中での微生物の増殖性に関する研究．Med Nutr PEN Lead 2020; 4: 164-168

20 桑原孝：PPN輸液　その弱点と使い方．Med Nutr PEN Lead 2020; 4: 73-84

21 茂木一将，長船綾子，青木智英子，ほか：妊娠悪阻治療中に発生したBacillus cereus敗血症の1例．日本周産期・新生児医学会雑誌 2017; 53: 880-884

22 大原宏司，松崎哲也，早坂正孝：ビオチン添加末梢静脈栄養輸液におけるCandida albicansの増殖性に関する研究．日本環境感染学会誌 2017; 32: 29-33

23 井上善文：末梢挿入式中心静脈カテーテル−PICCの使用実態に関する全国アンケート調査結果−．Med Nutr PEN Lead 2017; 1: 133-145

24 Stokowski G, Steele D, Wilson D: The use of ultrasound to improve practice and reduce complication rates in peripherally inserted central catheter insertions. JIN 2009; 32: 145-155

25 Geiss AC, Friedman AC: Evaluation of unaccountable phlebitis with the long arm silastic catheter. JPEN 1990; 4: 511-513

26 Polak JF, Anderson D, Hagspiel K, et al: Peripherally inserted central venous catheters: factors affecting patient satisfaction. AJR 1998; 170: 1609-1611

27 Chopra V, Anand S, Hickner A, et al: Risk of venous thromboembolism associated with peripherally inserted central catheter: a systematic review and meta-analysis. Lancet 2013; 382: 311-325

28 Chemaly RF, de Parres JB, Rehm SJ, et al: Venous thrombosis associated with peripherally inserted central catheter: a retrospective analysis of the Cleveland Clinic experience. Clin Infect Dis 2002; 34: 1179-1183

29 Abdullah BJ, Mohammad N, Sangkar JV, et al: Incidence of upper limb venous thrombosis associated with peripherally inserted central catheter. Br J Radiol 2005; 78: 596-600

30 Itkin M, Mondshein JI, Stavropoulos SW, et al: Peripherally inserted central catheter thrombosis: reverse tapered versus nontapered catheters: a randomized controlled study. J Vasc Interv Radiol 2014; 25: 85-91

31 Grove JR, Pevec WC: Venous thrombosis related to peripherally inserted central catheters. J Vas Inter Radiol 2000; 11: 837-840

32 Sharp R, Cummings M, Fielder A, et al: The catheter to vein ratio and rates of symptomatic venous thromboembolism in patients with peripherally inserted central catheter（PICC）: a prospective cohort study. Int J Nurs Stud 2015; 52: 677-685

33 西尾梨沙，大東誠司，井上弘，ほか：末梢穿刺中心静脈カテーテルの有用性についての再評価．日臨外会誌 2008; 69: 1-6

34 董理，楠戸絵梨子，白木敦子，ほか：末梢挿入中心静脈カテーテル留置術におけるX線透視装置使用の有用性に関する検討．麻酔 2018; 67: 293-297

35 Forauer AR, Alonzo M: Change in peripherally inserted central catheter tip position with abduction and adduction of the upper extremity. J Vasc Interv Radiol 2000; 11: 1315-1318

36 山下弘幸, 杉谷篤, 尾畑秀明, ほか：中心静脈カテーテルによる上大静脈穿孔の1例−報告例の集計と文献的考察. ICUとCCU 1987; 11: 361-365

37 岡澤佑樹, 山村愛, 植田浩司, ほか：麻酔導入時の薬剤投与を契機に指摘し得た末梢挿入型中心静脈カテーテルの血管穿孔. 日臨麻会誌 2017; 37: 172-175

38 井上善文, 阪尾淳, 柴北宗顕, ほか：上腕PICC568本の管理成績　延べ留置日数21,062日間. 消化器の臨床 2015; 18: 107-118

39 三浦光太郎, 田中浩明, 六車一哉, ほか：末梢挿入型中心静脈カテーテル関連静脈血栓症を生じた2例. 日臨外会誌 2012; 73: 304-308

40 竹内孝至, 森隆一, 佐藤和弘, ほか：肝臓造影CT検査における造影剤投与量の違いによる造影効果の違い. 日本放射線技術学会　東北部会雑誌 2012; 21: 76-77

41 Mansell CW: Peripherally inserted central venous catheterization by I.V. Nurses establishing a precedent. NITA 1983; 6: 355-356

ニプロIPエコー
の開発

ケーブルのない
モニター画面と超音波プローブが一体化した
ポケットサイズの上腕PICC挿入用エコー

エコーガイド下
上腕PICC法の実施

日本でのPICCの実践は
1994年から

　日本で最初にいわゆるPICCと呼ばれるカテーテルを使用したのはおそらく私です。もちろん、それまでにも肘からの中心静脈カテーテル挿入手技は行われていたのですが、海外でPICCとして使用されているカテーテルが日本に導入され、それを最初に使ったのが私、という意味です。1994年のことでした。株式会社メディコンがGroshong PICCを

日本に導入するに際して、一番先に私に使用させてくれたのです。この時は肘PICCでした（図1、2）。なぜ、メディコンが私に一番先に使わせてくれたのか？　私は1993年にアメリカ留学から帰国したのですが、留学前、大阪大学第一外科・小児外科のIVH研究室で研究生活を送っていた時、HICKMANカテーテル[1]やBROVIACカテーテル[2]、CVポート[3]を使って論文を書いたり、学会発表、講演など中心静脈カテーテルに関する普及活動をしていたからだと思います（HICKMAN

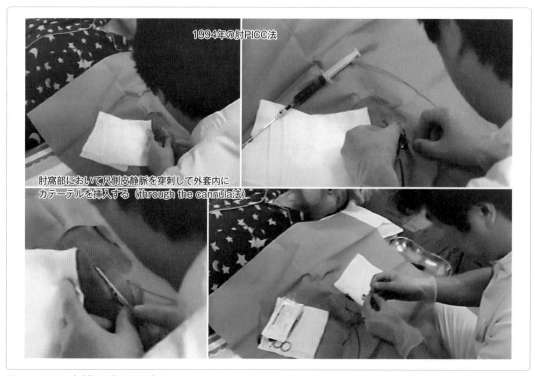

図1　1994年頃の肘PICC法

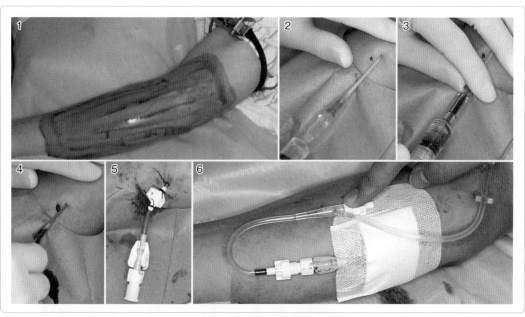

図2　1994年頃の肘PICC挿入手順（through-the-cannula法）
①肘を中心にポビドンヨードで消毒し、②14ゲージの穿刺針で静脈を穿刺し、③静脈内に針先を刺入できたら内針を抜去し、④外套内にカテーテルを挿入する。⑤固定具を用いて縫合固定し、⑥TPN用にI-systemの輸液ラインを接続する。

カテーテル、BROVIACカテーテルはメディコンの製品）。

　以後、私は、Groshong PICCを100例以上に使用し、その使用経験を学会で発表し、講演してPICCの普及のための活動を行いました。論文としても発表しました。

 エコーガイド下上腕PICC法は2006年頃から始まった

　わが国で初めてエコーガイド下上腕PICC法を実施したのも私です。2005年12月に米国オハイオ州シンシナチのChrist病院へ、エコーガイド下上腕PICC法の現状を視察に行きました。これも株式会社メディコンに誘っていただきました。私は1994年からPICCを使用し、1995年から2000年にかけて、学会発表や講演、論文[4,5]の執筆などで積極的にPICCについての啓発活動をしていたからでしょう。

　そうして、帰国後すぐの2006年1月からエコーガイド下上腕PICC法を実践しました（図3）。その後、500本以上の上腕PICC法を経験し、これも論文として発表しています[6]（図4）。

 エコーガイド下上腕PICC法の指導

　私は、エコーガイド下静脈穿刺法の専門家ではありませんでした。すでに、エコーガイド下鎖骨下静脈穿刺法や内頸静脈穿刺法についてはいろいろな方がそのノウハウを指導しておられました。また、私はエコーの専門家でもありませんでした。しかし、血管穿刺用エコーと血管穿刺ガイド（ニードルガイド）を用いることにより比較的容易に上腕PICC法をマスターし、自分なりにスタンダードと呼べる方法を考案し、これを日本全体に広げたいと思いました。幸いCVC挿入時の安全性や患者さんの恐怖感の軽減などの利点がある上腕PICC法に興味を持ってくれる方も多

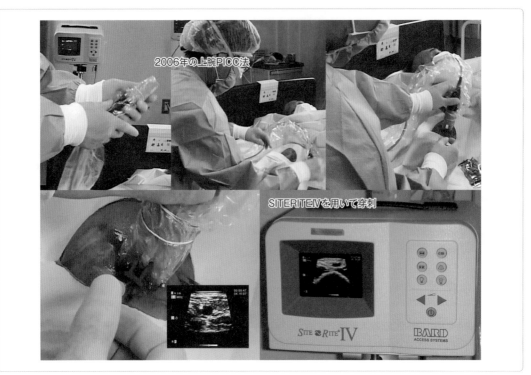

図3　2006年の上腕PICC法

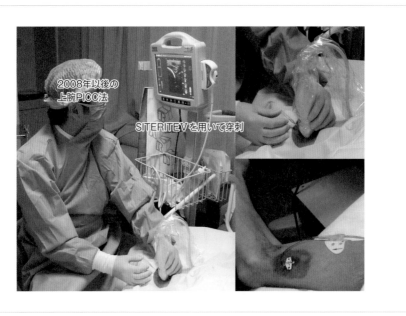

図4　2008年以降の上腕PICC法

く、いろいろな施設に招かれ、また、学会や研究会で講演する機会をいただきました。実際にハンズオンセミナーで穿刺方法を指導しました。

エコーガイド下静脈穿刺法の専門家ではない私が、なぜ、エコーガイド下上腕PICC法を指導できるようになったのか？　それは、株式会社メディコンが、私に血管穿刺用エコー（SiteRite Ⅳ）を貸してくれたからです。エコーガイド下上腕PICC法は、ニードルガイドを用いて穿刺すればほぼ100%の穿刺成功率でPICCを挿入できる、ある意味確立された方法だったのです。それを自分なりに実践すればよかったのです。

私が勤務していた医療法人川崎病院外科では、上腕PICC法を一定の手技として確立するため、当初は私だけが実施していました。全例、私が挿入していました。約3年が経過して300例ほど経験できた頃から、外科のスタッフたちに上腕PICC法をやってもらうことにしました。「わしの言うとおりにやれば、ちゃんと静脈を穿刺できるからな」と言いながら、私が実施している方法での静脈穿刺を指導したのですが、初めての医師でもほぼ100%の穿刺成功率でした。「血管穿刺用エコーとニードルガイドを用いれば、ほぼ100%の確率で静脈を穿刺してPICCを挿入できる」。自信をもってこの方法を広めたいと思っていました。

COLUMN

静脈穿刺はエコーガイド下で実施する必要があるのか？

エコーガイド下内頸静脈穿刺が報告されたのは1986年であるが、なかなか普及しなかった。それは、ランドマーク法に慣れていて、特にエキスパート達が、エコーがなくても合併症を起こさずに安全に挿入できる、との考え方であったからだろう。しかし、CICC挿入に伴う重篤な合併症が問題となり、エコーガイド下静脈穿刺が主流となってきた。

PICCは安全性が高いカテーテルであるが、肘PICC法からスタートした。肘PICC法の挿入はきわめて容易であるが、CICCに取って代わるとは考えられず、なかなか普及しなかった。

しかし、上腕PICC法は、CICCに代わる方法として急速に普及している。CICCはランドマーク法でも挿入できるが、上腕PICC法はエコーガイド下でなければほぼ不可能である。その代替として、現在もエコーを使わずに挿入できる肘PICC法を実施している病院もある。企業としても、肘PICC法を簡便な方法であるとして、積極的には推奨しないが容認して販売する傾向もある。しかし、患者さんにとっては肘PICCよりも上腕PICCのほうがQOLの面でも有利であるので、前向きにエコーガイド下上腕PICC法を導入して欲しい。CICCも、ランドマーク法で挿入できるが、エコーガイド下のほうが安全性は高い。

私は、エコーガイド下上腕PICC法を実施するようになって以来、CICCもエコーガイド下でないとなんとなく不安を感じるようになった。エコーガイド下でないと安全に実施できない——というのは言い過ぎであるが、見える方法があるのだから、見ながら穿刺するほうが安全なのは当然のことである。

血管穿刺用エコーの開発に取りかかる

「血管穿刺用エコー」開発への取りかかり

2013年4月、私は大阪大学臨床医工学融合研究教育センター（2015年に国際医工情報センターと改組）栄養ディバイス未来医工学共同研究部門の特任教授となりました。ニプロ株式会社との共同研究部門です。部門としての主な目的は、「臨床栄養に関連した医療機器の開発、適正な臨床栄養の普及」です。医療機器の開発についてはさまざまな機器、器具の開発を始めたのですが、そのうちの一つが「血管穿刺用ポケットエコー」でした。

私がエコーガイド下上腕PICC法を導入したのは2006年。しかし10年近くが経過しても、なかなかこの方法は普及しませんでした。もちろん、PICCの償還価格の問題などいろいろ理由はありますが、最も大きな理由は、血管穿刺用エコーが普及していないことだと思っていました。私が経験したように、血管穿刺用エコーとニードルガイドが普及すれば、それに伴って上腕PICC法は普及すると考えていました。ほとんどの病院には何千万円もする高価なハイレベルの超音波診断装置がありますが、なかなか血管穿刺用エコーは購入してもらえないという話をよく聞きました。さらに現在使用されている血管穿刺用エコーは1台数百万円と高価で、ある程度の大きさがあり、モニター画面とプローブがケーブルでつながっているものばかりです。

エコーという超音波診断装置にまったくの素人の私が「血管穿刺用エコー」を開発するなんて、とんでもない発想だったはずです。しかし、素人だからこその発想がある、とも私は考えていました。

私の発想は非常に単純で、

①大きさとしてはスマートフォンのサイズで十分。静脈と動脈が判別できればよい。

②静脈穿刺に必要なだけの画質であればよい。

③そのサイズの本体と画面を一体化させたい（ケーブルをなくしたい）。

④上腕PICC法に特化した器械であればいい。

⑤そうすれば、安くすることができて普及しやすい。

そう考えていました（図5）。完全に素人の発想です。当時の一般的な超音波機器開発のコンセプトは、おそらく画質をいかに良くするか、ドップラーも組み込むなどの付加的機能を追求していたはずです。

その後、超音波診断装置の開発についての論文をいろいろ読んでいたら、『成人病と生活習慣病、45巻4号433-449, 2015』に「携帯エコーの切り開くあたらしい世界」と題する、日本における超音波診断のトップの方々による鼎談をみつけました。そこに「超音波診断にかける夢：携帯エコー、スマートフォンにしてしまう、ポケットにしのばせることができる、ケーブルのないものが次のステップで出てきてくれば」という記載がありました。超音波の専門家の方々も、私が発想したポケットサイズのエコーを作りたいと思って

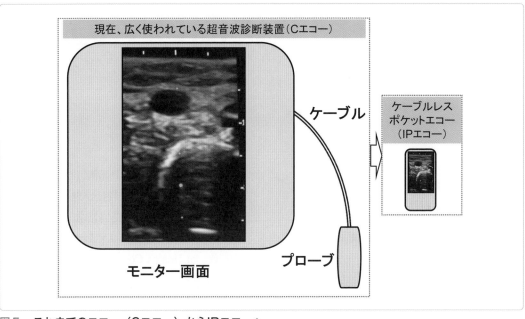

図5　これまでのエコー（Cエコー）からIPエコーへ

おられたのです。

　要するに私が開発したいと思ったのは、「ケーブルがない」「モニター画面と超音波プローブを一体化した」「ポケットサイズ」のエコーで、「価格はリーズナブル」でした。そんな器械は作れるはずがないと誰もが言うだろうとは思ったのですが、超音波診断装置開発の専門家に相談することにしました。この発想を研究部門の検討会に提出したのは2013年7月で、部門ができてすぐのことでした。検討会のメンバーから、突飛すぎる、実現できるわけがない、という意見は出ませんでした。「トライしてみよう」となり、この発想をニプロ株式会社とともに実現してくれる企業を探すことになりました。

アイデアを実現してくれる企業に相談

　私のアイデアを実現してくれる企業を探していたところ、2014年8月、長野県上田市に本社がある上田日本無線株式会社の櫻井氏と技術の方が研究室へ来てくれました。私がこのポケットエコーについての考え方やコンセプトを説明すると、簡単に「できますよ！」と言ってくれたのです。あまりに簡単に「できます」と言われたので、本当に？　とも思ったのですが、本物の超音波機器開発の技術者の発言です。「できます」を信じることにしました。こういう感じで新しい器械は作られるのだ、そんな思いでした。もう古い番組ですが、私はNHKの「プロジェクトX」が大好きで、これはプロジェクト『ケーブルのない、モニター画面と超音波プローブを一体化した、ポケットエコーを作れ！』だと思いました。

IPエコー開発に向けての取り組み

ジレンマの中で試作を繰り返して

「ケーブルのない、モニター画面と超音波プローブを一体化した、ポケットエコー」のことを「IPエコー」と呼びます。IPエコー開発のポイントは、

・画質をよくしたい
・いろいろな機能を付加したい
・しかし、器械としては最小限の大きさ（ポケットサイズ）にしなければならない

というジレンマでした。ケーブルがない超音波診断装置は世界初の発想でした。開発におけるその難しさについて、私は正直理解していませんでした。今も理解していないのかもしれません。

最近の機器は、とにかくいろんな機能を付加しているために価格が高くなっています。また、その付加された機能をどこまで使っているかというと疑問です。身近な機器として、スマートフォンに備わっている機能をどこまで使っているかというと、私は1割も使っていません。使う必要もないし、また使おうと思っても理解を超えているからです。使える機能だけのスマートフォンなら、もっと安くできるのではと考えたりもします。これと同じことをIPエコーの開発においても考えました。最低限必要な機能だけにして、ケーブルをなくしてポケットに入るサイズのエコーを作ること。

私は、大阪大学大学院医学系研究科次世代内視鏡治療学共同研究部門（プロジェクトENGINE）の中島清一教授が理事長の「一般社団法人UHC機器開発協議会」の理事をやらせていただいています。UHCとは、Universal Health Coverage「すべての人々が、十分な質の保健医療サービスを、必要な時に、負担可能な費用で受けられる状態」を意味しています。そのための医療機器は、診療に最低限必要な機能を有していればいいのです。余計とも思われるさまざまな機能を付加しないほうがいいのです。IPエコーもこの考えを基本としています。さまざまな機能を付加したいところですが、上腕PICC法を安全かつ高い成功率で実施することに特化した機器として開発しました（図6）。

しかし、画質、解像度、大きさ、稼働時間などのジレンマの中で試作を繰り返すことになりました。当然のことです。私の主な役割は、画質や解像度が臨床的に使えるか、を判断することでした。

IPエコー開発の苦労話

"苦労話"とはいえ、実は私は苦労していません。新しい製品、夢のある製品を作るための、非常に楽しい時間でしたから。この期間にNHKの大河ドラマ「真田丸」が放映されて長野県上田市は盛り上がっていました。上田市内を観光し、上田城へ行き、池波正太郎真田太平記念館へ行き、上田市のおいしくてとんでもなく大盛の信州ソバを食べ、分厚く

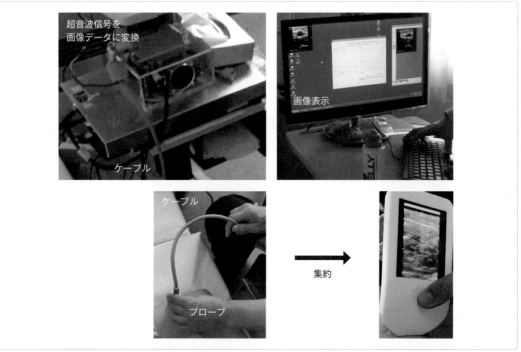

図6　IPエコー開発のコンセプト

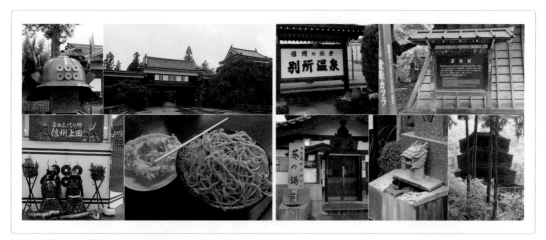

図7　夢のある製品を作るための、非常に楽しい時間

てうまいとんかつを食べ、そして、別所温泉に宿泊し、でした（図7）。

 ### 試作機第1号からの模索が始まった

そして、2015年7月にいよいよ試作機第1号ができました。なんとかプローブとモニター画面を一体化した、片手で持ててポケットに入る重さと大きさの試作品でした。しかし、画質が悪く、写った血管の像は、見る人が見ると血管ですが、慣れていない人には血管だと判断できない程度でした。これより高い画質を求めると、内部の回路が大きくなり過ぎて消費電力が増えるため、バッテリーを

大型化し、さらに、オーバーヒート防止のために全体を大型化する必要がありました。そうするとポケットサイズには収まりません。しかし、せっかくポケットサイズにおさまるように1号機を作ってくれたのだから「エコーに慣れている医療者なら血管だと判断できますから、これでいいです」と言いたい気持ちもなくはなかったのですが、言えません。この段階で製品化してしまうと、「小さいだけで使い物にならない」と言われるのは間違いありません。ですから「申し訳ないけど、これでは使えません。もっと画質をよく

する必要があります」と言うしかありませんでした。上田日本無線の方々にさらなる改良を要求するしかありませんでした。

上田日本無線が作る試作機の画質を私が評価し、これではダメです、まだです、のせめぎ合いを繰り返し、2017年4月、「これなら臨床に使える」といえるレベルの画質、解像度、そしてポケットサイズのIPエコーができました（図8）。それまでに約3年を要しました。開発した上田日本無線株式会社の技術者たちの高い技術の賜物です[7]。

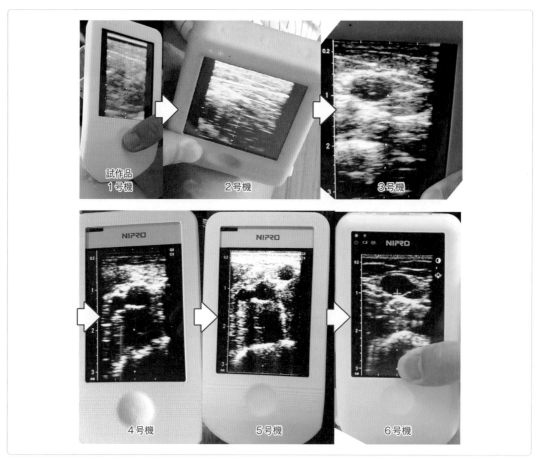

図8　IPエコー完成までの試作の流れ

IPエコーの原理

IPエコーの原理を簡単に説明します。内蔵したリニアアレイ状（直線配列）の超音波振動子からパルス状の超音波を体内に照射し、体内から反射した超音波を受信して超音波断層像を、本体に内蔵しているディスプレイ（モニター画面）に描出する装置です。「超音波パルス反射法」です。電子リニア操作方式（Bモード）で作動し、得られた電気信号は信号処理を行った後、内蔵のLCD（liquid crystal display：液晶ディスプレイ）画面上に2次元画像として表示しています。

もちろん、これと並行してニプロが「見える部分」を設計して開発しました。本体および充電器のデザイン（形、モニター画面の大きさ、ボタンの数・配置、色、重さ、持ちやすさ、筐体材料など）、画面のデザイン（ガイドおよびマーク等の表示のデザイン）、性能・機能（モニター画像のレベル、稼働時間、充電時間など）、装置の操作方法、ボタンに対する動作方法などは、ニプロが開発しています。また、プローブカバー、穿刺ガイドを本体と組み合わせられるようにニプロ側で設計しています。

この器械で特に大事なのは振動子面で、ここを傷つけると機能しなくなります。使わない時はプロテクタを装着して保護することを忘れてはなりません（図9）。これもニプロが設計しています。

プローブカバーは清潔操作として使用する場合に重要で、絶対に必要です。いろいろな工夫が施されています。IPエコーをカバー内に入れて、スリーブを引き抜くと全体が清潔状態になりますが、袋の開口部を閉じる必要があります。これについても、開口部の余分の袋を折りたたんで、テープで留めるようにしています。ニプロの担当者が作った試作品を私が評価し、いろいろ注文を付けて必要であれば変更する、という体制で開発しました[8]。

ディスプレイの下には丸く凹んだ部分（円形凹部）がありますが、ここは、本体を持つ時に母指を置く部分です。母指をこの部分におくと安定して保持することができるように意図しています。また、画面と振動子には20度の角度をつけているのですが、穿刺時の視線を考えた結果です。

実際に静脈を穿刺する場合、やはり穿刺ガイドがあるほうが確実です。熟練して、非常

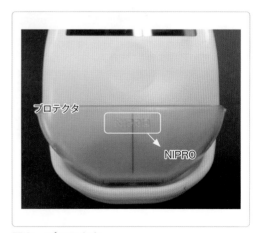

図9 プロテクタ
NIPROとの記載を表にして装着する。振動子面の保護のため、使用しない時は必ずプロテクタを装着しておく。

に穿刺が上手な方は不要かもしれませんが、私は、必ず穿刺ガイドを使います。そのため、プローブカバーの外から装着できるよう、ブラケットと穿刺ガイドを取り付けるようにしています。本体に取り付け部があります。発売後、本体に中央であることを示すマークが欲しいという要望がたくさんあり、母指をあてる円形凹部の真下に、中央であることを示すマーク（線）を入れました。簡単じゃないか、と思いがちですが、このマークを入れるには特別な技術が必要なのだそうです。

さまざまな細かい仕様についての説明は省略しますが、ケーブルのない、モニター画面（display）とプローブが一体化した、ポケットエコーです。縦146.2mm、横75mm、厚さ25mm、重量230gですので、スマートフォンを厚くしたような形です。スマートフォンに比べると厚さは厚いのですが、縦横のサイズはほぼ同じで、重さはほぼ同じか、スマートフォンの機種によってはIPエコーのほうが軽いかもしれません（図10）。画質も、もちろん、大型の血管穿刺用エコーに見劣りしないとの評価を得ています。また、実際に穿刺する場合にモニター画面が見やすいように、画面と振動子には20度の角度をつけています（図11）。

*

IPエコーは、発想から完成までに約4年を要しました。この4年を、長いと考えるか短

ニプロIP エコー

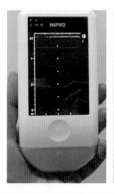
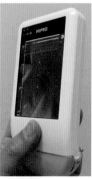

●ケーブルレス
　（プローブと本体：画面が一体化）

●重量：230g

●サイズ：
縦146.2mm×横75mm×厚さ25mm

・充電式非接触給電充電時間３時間（電源口はない）
・フル充電時の稼働時間１時間

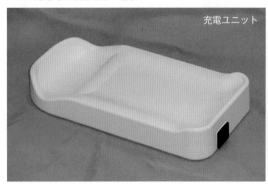
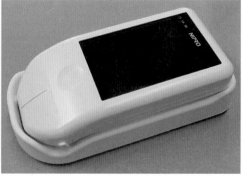

充電ユニット

図10　IPエコーの特徴

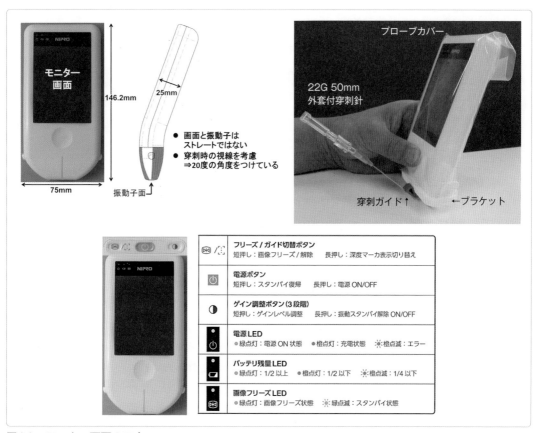

⋈/⋮	**フリーズ / ガイド切替ボタン** 短押し：画像フリーズ / 解除　　長押し：深度マーカ表示切り替え	
⏻	**電源ボタン** 短押し：スタンバイ復帰　　長押し：電源 ON/OFF	
◑	**ゲイン調整ボタン (3 段階)** 短押し：ゲインレベル調整　　長押し：振動スタンバイ解除 ON/OFF	
⏻	**電源 LED** ●緑点灯：電源 ON 状態　　●橙点灯：充電状態　　☀橙点滅：エラー	
🔋	**バッテリ残量 LED** ●緑点灯：1/2 以上　　●橙点灯：1/2 以下　　☀橙点滅：1/4 以下	
⋈	**画像フリーズ LED** ●緑点灯：画像フリーズ状態　　☀緑点滅：スタンバイ状態	

図11　モニター画面の工夫

いと考えるかですが、私自身さまざまな機器開発に関係していますが、比較的早く完成させることができたと思っています。これだけ

の価値がある製品を 4 年で完成させることができた、そんな思いです。

IPエコーを用いて
血管穿刺手技を実施してみる

実際にIPエコーを用いて血管穿刺手技を実施すると（図12）、モニター画面とプローブがケーブルでつながっているこれまでのエコー（仮にcable-EchoとしてCエコーと表現します）に比べるといろいろな違いがあることがわかりました。以下に紹介します。

1）駆動が早い

IPエコーではスイッチを入れたらすぐに使えるようになります。Cエコーの場合、機種によって異なりますが、スイッチを入れてから使えるようになるまでに一定の時間が必要です。数分間が必要な機種もあります。Cエコーでも内蔵バッテリーで駆動できるようになっているものがほとんどですが、IPエコーは完全なバッテリー駆動式で、1時間は稼働できます。充電時間は、3時間で満充電になります。充電は非接触給電方式で、充電ユニットに載せておけば充電できます。バッテ

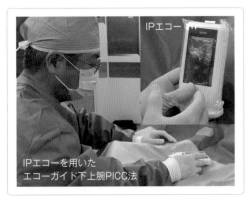

図12　IPエコーを用いたエコーガイド下上腕PICC法

リーをより長く使うためにスタンバイ機能を搭載しています。本体を寝かせた状態で放置すると、約10秒で画面が暗くなり、約30秒後にスタンバイ状態に切り替わります。スタンバイから復帰する場合には電源ボタンを短押しするか、本体自体を軽く振ると（任意の方向に2回）スタンバイ状態が解除できます。

2）小型で軽量で携行しやすい

小型で軽いので持ち運びが容易です。ケーブルもないので、スマートフォンのようにポケットに入れて持ち運べます。近年、Cエコーの小さな機種も開発されていますが、ケーブルがあるために持ち運びが難しいようです。ケーブルがないことの意義は非常に大きいようです。また、Cエコーは看護師さんが運ばれることになる場合が多いようですが、IPエコーならその負担もなくなります。

実際に使用する場合、清潔状態で使用するためにはケーブルを含めて全体を滅菌したビニールカバーで覆う必要があります。IPエコーにはケーブルがないので清潔状態を作るのは非常に簡単です。専用のプローブカバーを用いれば、簡単に清潔状態にして使用することができます。

3）廉価である

価格は、定価で95万円。できるだけ安くして、広く使用していただきたいのは当然です。小さいのだからもっと安くできるだろうと言われることがありますが、この小さなエ

コーに盛り込まれたアイデア、技術、それを開発した苦労を考えると、妥当な価格だと考えています。Cエコーでも100万円前後の機種も近年発売されていますが、中型のサイズのCエコーでは数百万円ですから、IPエコーは購入しやすい価格であると思います。

4）穿刺部とモニター画面を同一視野で見られる

最も大きな違いは、IPエコーでは、モニター画面とプローブが一体化しているので、穿刺部とモニター画面を同一視野で見ることができます。これが非常に大きな特徴であり、利点です。Cエコーでは穿刺部とモニター画面を同一視することはできません。モニター画面を穿刺部の正面に配置することにより、視線の動き（顔の動き）を最小限にすることはできますが、同一視することができません。穿刺時にモニター画面と穿刺部の間で視線を移動させて見なければなりません。視線を上げたり下げたり、頭を上げたり下げたりしなければなりません。IPエコーは視線を移動させる必要がないので、**まるで「実際にある血管を見ながら穿刺するような感覚」で穿刺する**ことができます[9]（図13）。実際に使うと実感していただけますが、これによって穿刺技術にも大きな変革がもたらされると考えています。もちろん、穿刺成功率が高くなるはずです。

NHKの番組、プロジェクトX　挑戦者たち「男たちの復活戦　デジタルカメラに賭ける」が放映されたのは2002年7月でした。デジタルカメラの試作機ができて、公園で撮影することになりました。その際、モデルとなった事務担当の女性が、写った画像をその場でモニター画面で見ることができることに気づき、「楽しい」と言いました。ユーザーの立場からの感想でした。開発者たちは写真撮影ができることばかり考えていて、「写した写真をその場で見ることができる」、その意義については気づいていませんでした。これも実際に使ってみるとわかる、開発者たちが気づいていなかった大きな特徴でした。

これと同じことをIPエコーを用いて静脈穿刺を行う時に気づきました。私は静脈を見ることができる、ケーブルがないポケットエ

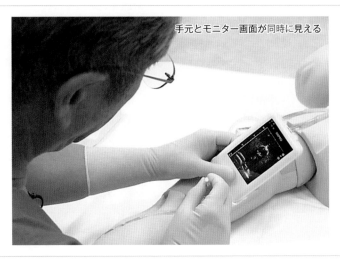

図13　手元とモニター画面が同時に見える
実際に血管を見ながら穿刺するような感覚

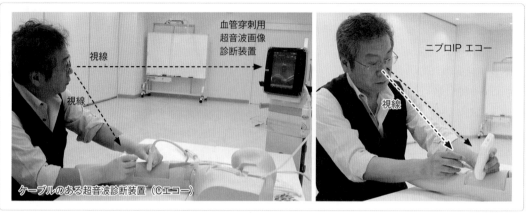

図14 CエコーとIPエコーを用いて静脈穿刺を行う場合の視線の違い
開発者とユーザー、立場が違えば違う視点で見えるものがある

コーを作りたいと考えていたのですが、穿刺部とモニター画面を同一視野で見ることができる（図14）、それによって穿刺技術が変わる、とまでは考えていませんでした。完成したIPエコーを用いて、シミュレータで模擬血管を実際に穿刺してみた時、穿刺部とモニター画面を同一視野で見ることができる、視線をほとんど動かさずに穿刺できることに気づきました。実際に穿刺手技を実践するまでは、ケーブルがないポケットエコーを作りたい、それしか考えておらず、この利点、この意義には気づいていなかったのです。

COLUMN

IPエコーでの静脈穿刺では視線を動かさなくてもいい！

モニター画面と本体が一体化しているIPエコーでは、静脈穿刺部（カニューラ挿入部）とモニター画面をほぼ同一の視線で見ることができる。IPエコー以外のエコーでは、穿刺部を見て、モニターを見て……を繰り返す必要があるが、視線を動かす必要があるかないかの差は大きい。それは、実際にIPエコーを使うと実感できる。IPエコーを使っている私の友人、東宝塚さとう病院の吉川先生や市立敦賀病院の林先生は、IPエコーじゃないと穿刺を失敗することがある、と評価してくれている。IPエコーは、まるで実際に見える静脈を穿刺している感じで、穿刺用に特化したエコーだと考えてほしい。診断にはハイレベルの本格的診断用エコーを使うが、穿刺には（甲状腺、乳腺などの穿刺も含め）IPエコーを使うといった使い方もある。視線を動かさずに穿刺できる、これは非常に大きな利点である。

IPエコーの名称の由来は、Intelligent Portable echo。私は「Intelligent **NO**-cable **U**ltra-small **E**cho」の頭文字をとって、INOUEエコーと命名したかったのだが……。PICCを挿入する際、「エコー持ってきて、イノウエ持ってきて」という会話になったかもしれない。

IPエコーの他領域への応用とこれから

他領域への応用

　私の最初の発想は、とにかく上腕PICC法を安全に、高い穿刺成功率で実施できるようにすることを目的としていました。だから、深度（depth）も3cm程度で十分だろう、解像度も最小限でいい、ゲイン切り替え（明るさ）も最小限でいい、それによってポケットサイズにし、ケーブルレスにできる、そういう考え方でした。とにかく最小限の機能にしたのでこのIPエコーを完成させることができたのは間違いないと思います。

　発想してから完成までの4年間に、いろいろ、さまざまな領域への応用も考えました。しかし、応用は最小限にしたいと思っていました。なぜなら、応用範囲を広げることによりポケットサイズにおさまらない、やはりケーブルが必要だとなる可能性があったからです。

　完成した製品を手にしてみると、上腕PICC法はもちろんのことですが、確かにさまざまな領域への応用が可能です。

1）内頸静脈穿刺

　内頸静脈は皮膚面から非常に浅い位置にあり、非常に太い静脈です。モニター画面いっぱいになります。内頸静脈の穿刺は非常に容易に実施できます（図15）。

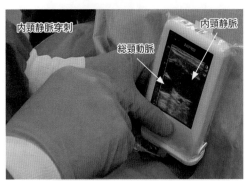

図15　内頸静脈穿刺

2）鎖骨下静脈穿刺

　可能だと思いますが、高性能機種のCエコーを用いるほうがいいと思います。鎖骨と第一肋骨の間から鎖骨下静脈を見るのはIPエコーより高性能機種のCエコーのほうが優れているはずです。プローブの形が問題になるかもしれません。

3）大腿静脈の穿刺

　大腿静脈の穿刺にも応用できますが、IPエコーの深度が不足する場合があるかもしれません。肥満症例では難しいはずです。

4）血液透析用シャントの穿刺・評価

　拍動が弱いシャント、狭窄等の評価ができます。

5）橈骨動脈や上腕動脈の穿刺

　手首の橈骨動脈も肘の上腕動脈も非常に浅い位置にありますが、IPエコーで拍動も位置

も確認できます。指先で拍動を触知しながらの穿刺よりも、実際にエコーで位置を確認しながら穿刺できるので、成功率は高くなるはずです（図16）。

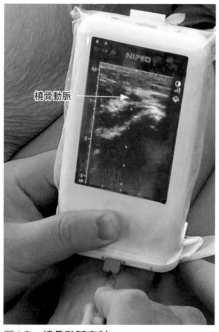

図16　橈骨動脈穿刺

6）その他

・下肢静脈瘤に対するレーザー治療にも応用できるでしょう。
・神経節ブロックにも応用できる可能性がありますが、これは、専門の方に評価していただく必要があります。
・胸水穿刺や腹水穿刺にも応用できるはずです。
・体表の病変の簡易診断では、Cエコーより画質として劣るかもしれませんが、簡便に診断する場合には応用できます。例えば、皮下腫瘤の診断（粉瘤？脂肪腫？）などは、IPエコーが非常に有用だと思います。
・採血が困難な患者さんも結構います。その場合、IPエコーを用いれば採血が容易になるはずです。採血室にIPエコーを1台常備

しておくと非常に便利です。
・甲状腺や乳腺の腫瘍などの診断に際しては、高性能機種のCエコーを用いるべきですが、その腫瘍の生検は、おそらくIPエコーを用いると腫瘍を直視下に穿刺できるような感覚で実施できるので、穿刺しやすいと思います。実際に、高性能機種エコーで診断し、IPエコーで穿刺生検している施設もあります。

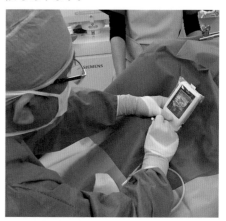

● IPエコーのこれから

　IPエコーについては、いろいろな方からさまざまなアイデアをいただきます。ドップラー機能が必要だ、カラー表示ができなければならない、深度を変えることができるほうがいい、Wi-Fi機能を付けて画像を転送できるようにするべきだ、スマートメディアを内蔵して記録できるようにするべきだ、USBが接続できるようにするべきだ、などなどです。

　とにかく、必要最小限の機能に限定したからIPエコーという製品を世に出すことができたのは間違いないと思います。しかし、今後、技術の進歩によりこれら以外の機能を付け加えることができるようになるのは確実でしょう。おそらく、いろいろな企業がこの基本的コンセプトを土台にいろいろな機能を付

け加えてレベルアップしたポケットエコーを開発するでしょう。

　私は、上腕PICC法を安全に、かつ高い成功率で実施するために開発したのですが、さまざまな領域への適応を拡大できる可能性を秘めています。大袈裟な表現になりますが、IPエコーのアイデアを出した者としての夢は、すべての医療者のポケットにIPエコーを入れておいて、例えば、聴診器と同じような感覚で、診断・治療に活かしていただきたい、なのです。多くの方に使用していただき、いろいろなアイデアや指導をいただき、より優れたケーブルのない、画面と超音波装置が一体化したポケットエコーとして育てていきたい、育てていっていただきたい、そう思っています。

引用文献

1　井上善文, 根津理一郎, 李鐘甲, ほか：悪性腫瘍化学療法施行時の輸液管理法 Hickman's dual lumen catheter（HDLC）およびI-systemの有用性について. 日本癌治療学会誌 1991; 26: 1380-1388

2　井上善文, 廣田昌紀, 阪尾淳, ほか：ポートおよびBroviac catheterを用いたHPN症例におけるカテーテル管理成績. 静脈経腸栄養 2006; 21: 99-105

3　井上善文, 根津理一郎, 中井澄雄, ほか：在宅静脈栄養法における完全皮下埋め込み式カテーテルの有用性に関する検討. 日本消化器外科学会雑誌 1989; 22: 1839-1846

4　井上善文, 曹英樹, 菰田弘, ほか：Groshong Peripherally Inserted Central Venous Catheter（PICC）の使用経験. 外科治療 1997; 76: 225-231

5　井上善文：静脈注射・輸液管理　PICCって何ですか？看護技術 2004; 50: 914-915

6　井上善文, 阪尾淳, 柴北宗顕, ほか：上腕PICC568本の管理成績　延べ留置日数21,062日間. 消化器の臨床 2015; 18: 107-118

7　井上善文：モニター画面と超音波プローブを一体化した, ポケットサイズの静脈穿刺用エコーの開発. Med Nutr PEN Lead 2019; 3: 69-72

8　医療界"ヒット商品"　ニプロ株式会社　汎用超音波画像診断装置　ニプロIPエコー. メディカルクオール 2020; 306: 40-43

9　日経メディカル：これ, いいね！プローブと画面が一体型のエコー. https://medical.nikkeibp.co.jp/inc/mem/pub/report/201905/560995.html

第3章　ニプロIPエコーの開発

IPエコーのバージョンアップ

IPエコーが発売され、「カラーではないの？」「ドップラーは？」「画像の転送や保存はできないの？」「もっと画質をよくできないの？」など、いろいろなアイデアや要望が出てきた。「いやあ、いろいろな機能を削って、静脈穿刺用に特化させたからこのサイズの製品を開発できたのです」と答えていた。また、定価についても、「こんなに小さいんだから、もっと安くできるだろう」とよく言われた。「小さいからこれだけの価格なんです。この小ささの中に込められているアイデア、技術を評価すれば、きわめてリーズナブルな価格のはずです」と説明していた。

「もっと浅いところがよく見えるようにしたほうがいい」という要望に対しては応えるほうがよいと判断し、表示深度を切り替えることができるようにした。なお、これまでの製品も、プログラムを変更するだけでこの機能を使えるようになる（詳細はニプロ株式会社へ）。

橈骨動脈へのカテーテル挿入（A-line作成）の際、この変更で動脈がより見やすくなった。また、上腕PICCでも、やせた症例では尺側皮静脈が非常に浅いところにあるが、切り替えて使えるため、そういう意味ではバージョンアップできたと評価している。しかし、カラー表示やドップラー機能を取り付けるのは難しい、というか、それを求めるなら他の機種を使用していただけばよいと思っている。医療者はいろいろ要望を出すが、その要望に応えることができるかどうかはいろいろな技術などが絡んでくることを知っておくべきである。本体に正中を示す線を加えるのも結構な技術が必要であった。

器具は、その機能を最大限に発揮させる使い方をすることが確かに大事である。しかし、あれもこれもとなると、特にIPエコーでは装置自体を大きくする必要があり、開発のコンセプトから外れることになる。穿刺に特化させた、ケーブルのない、本体にモニター画面が組み込まれたポケットエコー、これがIPエコー開発の目的だったのだから、このコンセプトを守ることは大事だと思っている。

Gain切替ボタン（3段階）
短押し：ゲインレベル調整
長押し（3秒以上10秒未満）：表示深度切り替え
長押し（10秒以上）：振動スタンバイ解除ON/OFF

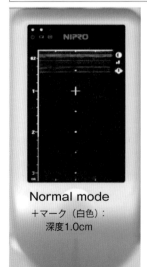

Normal mode
＋マーク（白色）：
深度1.0cm

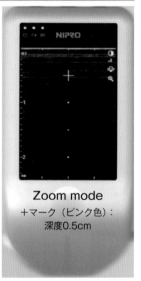

Zoom mode
＋マーク（ピンク色）：
深度0.5cm

第 4 章

上腕PICC法の
実施手順ナビゲータ

東宝塚さとう病院外科で実施している方法を
中心にナビゲートする

上腕PICC法の実施手順

I 必要物品

1 超音波画像診断装置 （ニプロIPエコー）

・プローブカバー

・ブラケット、ニードルガイド

■IPエコーの使用方法の理解

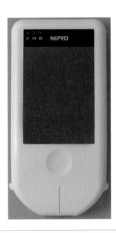

IPエコー

使用上の注意点
1. 落下させてはいけない⇒振動子、表示窓（LCDパネル）、バッテリーが破損する
2. 長時間使用すると本体が熱くなる⇒電源LEDが橙色点滅する
3. 使わない時は、振動子面の保護のために本体にプロテクタを装着し、充電しておく

画面の処理
1. 汚れは、水またはぬるま湯を浸してよくしぼったガーゼなどで拭き取る
2. 有機溶剤やポビドンヨードでは拭かない
3. 消毒は、消毒液をガーゼ等に浸し、よくしぼってから軽く拭く。その後、水またはぬるま湯を浸してよくしぼったガーゼ等で拭き取る
4. 使用できる消毒剤：エタノール（80%W/V%）、イソプロピルアルコール（70W/V%）、10%塩化ベンザルコニウム、0.65%次亜塩素酸ナトリウム

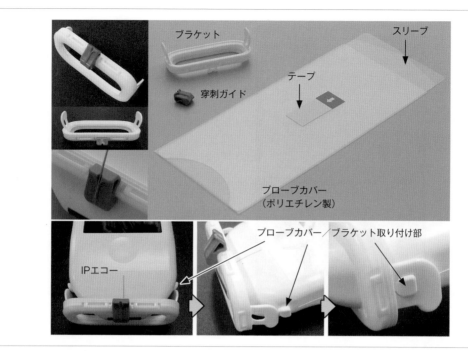

付属品として使用するプローブカバー、ブラケット＋穿刺ガイド
1．ブラケットをIPエコー本体の「プローブカバー／ブラケット取り付け部」2か所に装着する、嵌め込む。
2．穿刺ガイドの溝に22ゲージ穿刺針を装着する

IPエコーの使い方

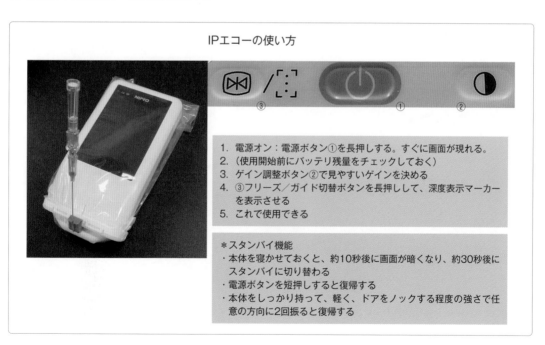

1．電源オン：電源ボタン①を長押しする。すぐに画面が現れる。
2．（使用開始前にバッテリ残量をチェックしておく）
3．ゲイン調整ボタン②で見やすいゲインを決める
4．③フリーズ／ガイド切替ボタンを長押しして、深度表示マーカーを表示させる
5．これで使用できる

＊スタンバイ機能
・本体を寝かせておくと、約10秒後に画面が暗くなり、約30秒後にスタンバイに切り替わる
・電源ボタンを短押しすると復帰する
・本体をしっかり持って、軽く、ドアをノックする程度の強さで任意の方向に2回振ると復帰する

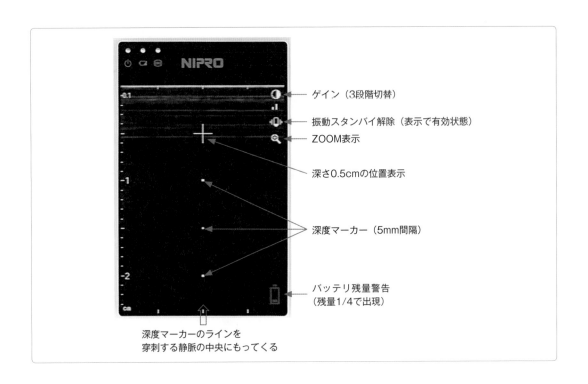

ゲイン（3段階切替）

振動スタンバイ解除（表示で有効状態）

ZOOM表示

深さ0.5cmの位置表示

深度マーカー（5mm間隔）

バッテリ残量警告
（残量1/4で出現）

深度マーカーのラインを
穿刺する静脈の中央にもってくる

② 末梢挿入式中心静脈カテーテル（PICC）キット
（ニプロPICCキット）

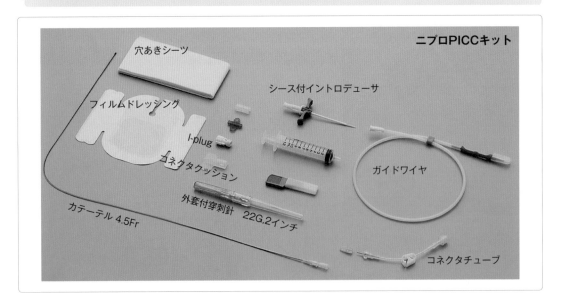

ニプロPICCキット

穴あきシーツ

シース付イントロデューサ

フィルムドレッシング

I-plug

コネクタクッション

ガイドワイヤ

外套付穿刺針 22G,2インチ

カテーテル 4.5Fr

コネクタチューブ

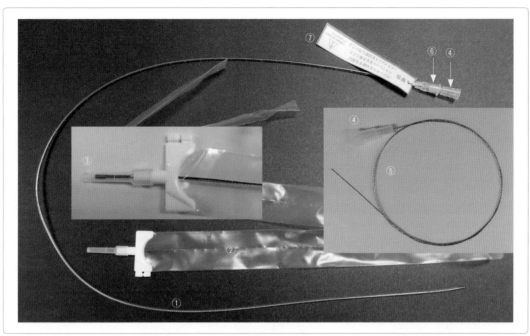

①シリコーン製（アラミド繊維）先端弁付カテーテル、②カテーテルはこのビニールカバーに収納されている、③先端部分をこの状態のままにしてカテーテルに生理食塩液を充填し、陽圧と陰圧をかけて先端弁が機能しているかを確認する、④スタイレットが付いているハブ、⑤スタイレット（カテーテル留置確認後必ず抜去する）、⑥カテーテル用ハブ（これにコネクタチューブを接続してはいけない）、⑦警告

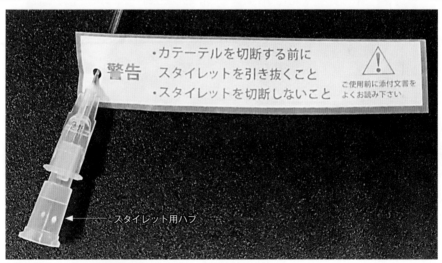

スタイレット用ハブ

警告 ●カテーテルを切断する前にスタイレットを引き抜くこと
　　　●スタイレットを切断しないこと
両面に記載されている

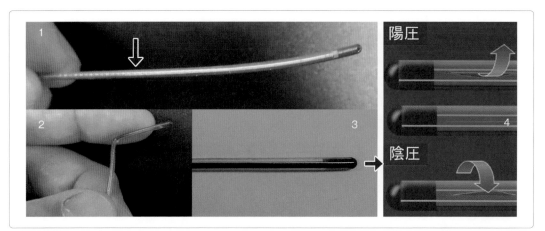

ニプロPICCの先端構造

1：先端はround tipでスタイレットは矢印の部分まで入っている
2：スタイレットが入っていない先端部分は非常に柔軟である
3：先端は閉鎖状態で、先端近くに弁として機能するスリットが入っている
4：先端弁（スリット）は上大静脈圧の範囲内では閉鎖しているが、陽圧をかけると弁が外へ開いて輸液を投与できる。陰圧をかけると弁が内へ開いて輸液や血液を吸引することができる

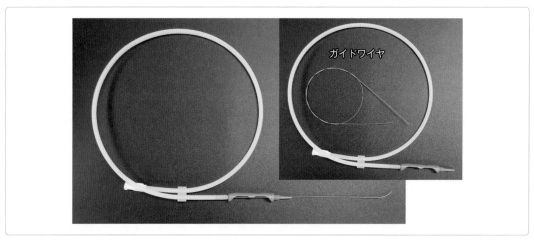

Seldinger法

ガイドワイヤの先端は少し曲がっている。穿刺針の外套内に挿入する時は、5cmほど鞘の先に出しておくと挿入しやすい

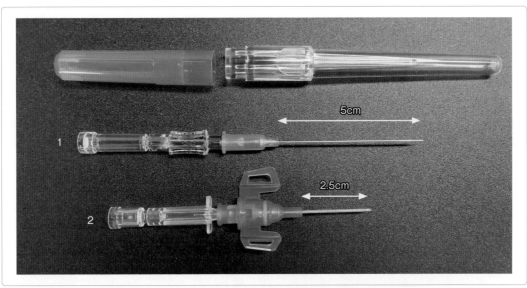

5cm

2.5cm

1：ニプロPICCキットの外套付穿刺針（22ゲージ、2インチ；5cm）、穿刺ガイドを用いて穿刺するために5cm長と長くしている
2：比較のために、末梢静脈留置針（Introcan Safety 3：22ゲージ、1インチ；2.5cm）を示す

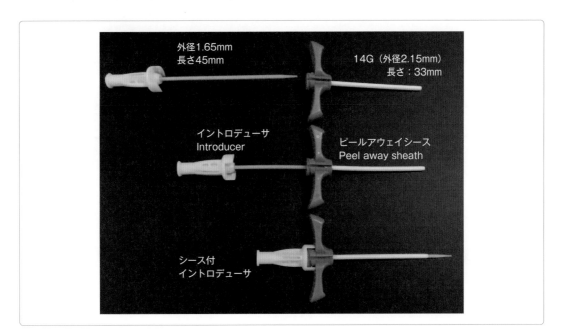

外径1.65mm
長さ45mm

14G（外径2.15mm）
長さ：33mm

イントロデューサ
Introducer

ピールアウェイシース
Peel away sheath

シース付
イントロデューサ

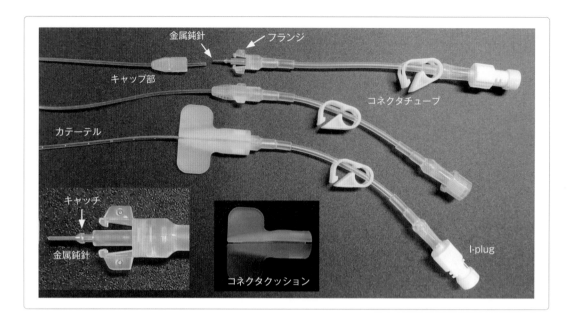

図中ラベル：
金属鈍針　フランジ　キャップ部　コネクタチューブ　カテーテル　キャッチ　金属鈍針　コネクタクッション　I-plug

3 準備品

・滅菌ガウン、滅菌手袋、マスク、キャップ、
　滅菌穴あきシーツ、滅菌シーツ
・駆血帯
・消毒液（1％グルコン酸クロルヘキシジン
　アルコール／10％ポビドンヨード／オラネ
　ジングルコン酸塩、など）
・フィルムドレッシング、滅菌ガーゼ、縫合
　セット（持針器、縫合針）
・シリンジ（20mL）、生理食塩液（20mL）
・局所麻酔薬、24ゲージ注射針付シリンジ

4 患者モニター

・心電図モニター
・経皮的動脈血酸素飽和度モニター

5 輸液セット（I-system）

6 X線透視装置

1 説明と同意 (IC：informed consent)

上腕PICC挿入の必要性と実施内容、および合併症のリスクを患者・家族に説明して同意を得る。

・緊急時の状況下では処置後に説明を行う場合がある。

・看護師は同意書（説明書）を確認し（図1）、必要ならば補足説明を行う。不安や痛みのために患者の協力が得られなければ安全にPICC挿入操作を行えないので、患者の不安を軽減するよう努める。

2 PICC挿入前の準備

①患者の全身状態の評価

・病歴、既往歴の再チェック（CVC挿入歴のチェックも重要）。

・血液凝固能に異常がないかのチェックは非常に重要である。PT-INR、血小板数を必ずチェックする。

・血圧が低下している場合や脱水に陥っている恐れがある場合には、あらかじめ末梢静脈から輸液を投与して全身状態を改善させるなどの対応を行っておく。

②可能なかぎり、入浴／シャワー浴を行っておく

・感染予防のために穿刺部の皮脂・垢などの有機物を除いておく。

・入浴／シャワー浴ができない場合、穿刺部周囲皮膚の清拭（タオル、酒精綿などで拭う）を行う。

・穿刺部の清潔度は感染対策としてきわめて重要である。

③PICC挿入術を開始する前に、排泄をすませておく

・術中の患者自身の気持ちの安定のために行う。

・手技の中断を避けるために行う。

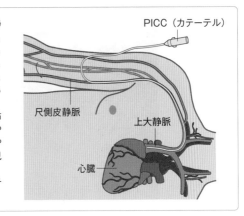

点滴をするためにカテーテルという細い管を心臓の近くの大きな静脈（上大静脈という）まで入れるにはさまざまな経路があります。上腕PICC法とは、上腕の静脈からカテーテルを挿入する方法です。胸（鎖骨下静脈）や首（内頸静脈）に針を刺して挿入する方法では、肺を損傷したり（気胸）、大きな血管を損傷したり（血胸）して、生命をおびやかす合併症が起こることがあります。患者さん自身も恐怖感を感じます。

上腕PICC法では上腕の静脈から挿入するので、患者さんの恐怖感も首や胸に針を刺すことに比べると軽くなります。また、気胸や血胸などの重大な合併症は起こりません。静脈のそばにある神経や動脈を傷つける恐れはありますが、超音波診断装置で刺す静脈を見ながら実施しますので、その恐れはほとんどありません。

この方法に伴う合併症としては、静脈炎と静脈血栓症、カテーテル感染症が重要ですが、起これはそのつど、説明して対応します。

PICC（カテーテル）

尺側皮静脈

上大静脈

心臓

図1　上腕PICC法の患者用説明書

③ PICCを挿入する部屋の準備

①X線透視が可能な部屋での挿入を推奨する

・静脈内走行距離が長いため、カテーテルが途中で進まなくなったり、予期せぬ方向へ進んだり、先端位置異常（malposition）が起こる可能性があるためである。
・特に、肩関節を90度、外転できない症例の場合、カテーテルの先端位置異常が起こりやすいので、X線透視下で実施するべきである。

②十分なスペースのある病室や処置室で実施する

・清潔野が汚染されないよう、十分なスペースを確保する。
・個室を使用できない場合にはカーテン、スクリーン、衝立、間仕切りなどで可能な限りプライバシーを保護する。

③手術室で実施する場合

・X線透視装置を準備する。
・必要物品を置く台（処置台、ステンレスワゴン）を手術台の近くの、操作するのに都合の良い位置に置く。
・挿入する腕が右か左かを決めてから、手術台の位置を決める（X線透視装置の位置を確保したりするため）。
・手台を手術台に装着する。手台の上にディスポーザブルシーツを敷いて、血液や消毒液による手台の汚染を防止する。
・室温を調節する。患者は穿刺側腕を露出することになるが、それ以外の部分は、タオルケットやバスタオルを使用して寒さを感じないように注意する（不必要な露出を避けることも重要）。
・手台の上に上腕を置き、上腕を外転して肢位を保持するが、肢位の保持に負担がかからないようにするためのタオルなども準備する。
・術者用のイスを準備する（IPエコーを安定して固定することができるよう、術者はイスに座って実施する）（図2）。

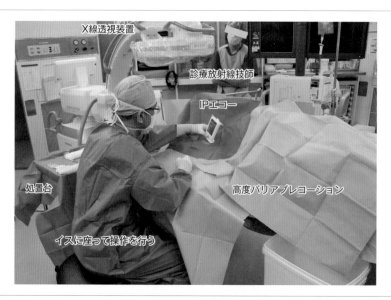

図2　手術室におけるエコーガイド下上腕PICC挿入術の全体の雰囲気

手術室で、**X線透視下に、IPエコーを用い
て、右上腕、尺側皮静脈から、ニプロPICC
キット**を挿入する手順を解説する。

1　穿刺前の準備

**1．入室時には必ず患者本人であること
を確認する。**

　患者誤認防止のため、リストバンドで姓名
（フルネーム）を確認する。可能であれば患
者本人に名前を名乗ってもらう。

**2．患者に手術台の上に乗っていただく。
転倒したりしないよう注意して介助する。**

　手術台の上で仰臥位になってもらうが、頭
部の枕の高さも重要で、安楽に過ごせる高さ
の枕を用いる。

**3．バイタルサインをチェックする（意識
状態、血圧、脈拍数、心電図モニター、呼
吸音、呼吸回数、経皮的動脈血酸素飽和度）**

**4．右腕を手台の上に出してもらう。肩
関節を90度外転させ、やや回外した肢位
をとる。**

　手術台の高さと手台の高さを考慮し、タオ
ルなどを用いて、力を入れなくても上腕の肢
位を保持できるようにする（図3、4、5）。

**5．術者は、患者の右上腕の、穿刺する方
向の延長線上にイスを置いて座る（図6）。**

**6．できるだけ腋窩に近い部分で駆血帯
を用いて駆血する。**

　締め過ぎないように注意する。強く締める
ほど静脈が拡張するような錯覚に陥りがちで

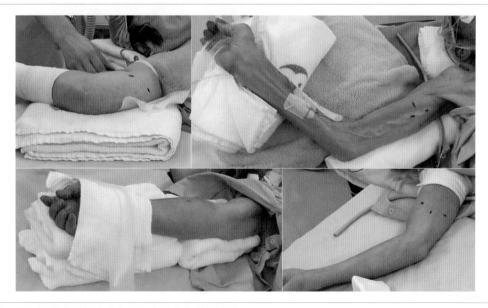

図3　楽に肢位を保持するためのタオルなどの利用
挿入手技の間、肢位を保つ必要がある。無理な力を入れなくても保持できるように、バスタオルなどを使って適度な高さになるよ
うにしている。ある程度、腕を拘束する必要がある場合もある。

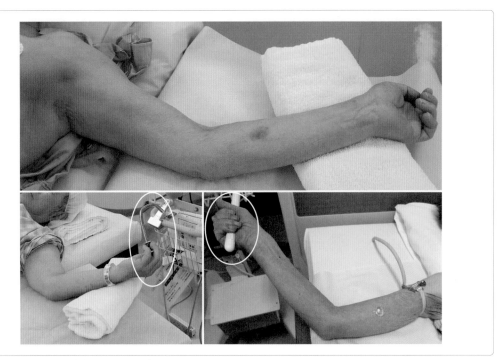

図4　楽に肢位を保持するための工夫
腕の角度も肢位を保つためには重要である。また、〇で囲んでいるように、手で棒などを握るようにすると患者さんは落ち着いて肢位を保つことができる場合もある。

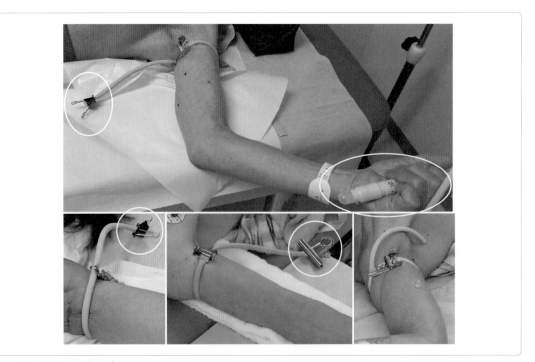

図5　ちょっとした工夫
駆血帯にもさまざまなものがあるが、このような駆血帯の場合、端がはねるような形になる場合がある。図のように端を文房具のダブルクリップで把持する、などの工夫も有用である。

ある。静脈の流れを止める程度でよいはず
で、ゴム製駆血帯では70〜95mmHgが適切
であると報告されている。

**7. 上腕の、腋窩と肘関節の中央部分を
目安として、IPエコーを用いてプレス
キャンを行う。**

　尺側皮静脈の位置、上腕動脈、上腕静脈の

位置を確認する。尺側皮静脈の深さ、太さ
（径）、走行（まっすぐに走行している部位で
穿刺する）を確認する（図7）。IPエコーに
よるスキャンを繰り返し、自分の中で静脈穿
刺部、静脈の位置、太さ、走行を確認して、
静脈穿刺を行う状況のイメージを作り上げる
（図8）。

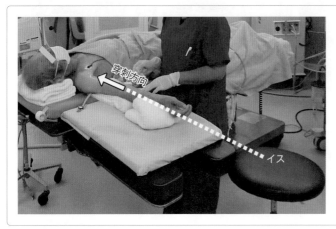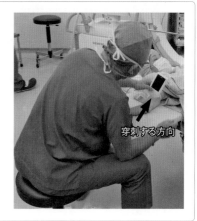

図6　術者の位置
腕の下にバスタオルを枕にして置き、力を入れることなく肢位を保て
るようにしている。枕の高さも安楽を保つには重要である。術者は穿
刺方向の延長線上にイスを置いて座る。

穿刺方向、モニター画面、術者の向きが一致
するので、最も穿刺に適した位置関係である。

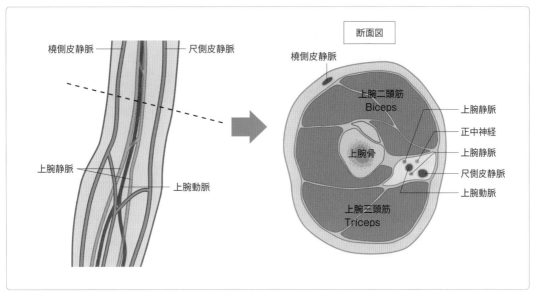

図7　右上腕の解剖図
上腕動脈、上腕静脈、そして尺側皮静脈の位置をエコーで確認する。

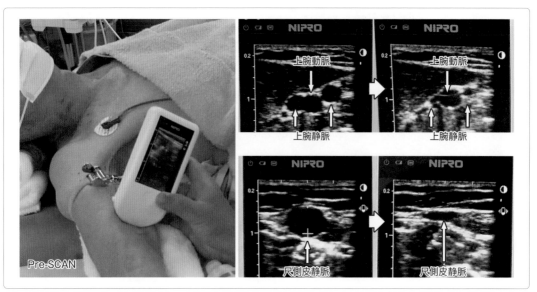

図8　IPエコーによるプレスキャン

穿刺する尺側皮静脈の位置、深さ、走行を確認する。上腕動脈、上腕静脈の位置も確認しておく。尺側皮静脈、上腕静脈にはWink sign™が認められるので静脈であることを確認。上腕動脈は圧迫してもWink sign™が見られないことから動脈であることを確認。このプレスキャンを繰り返しながら、自分の中で穿刺する静脈のイメージを作る。

COLUMN

Wink sign™

　「静脈は圧迫すると扁平化する（これをWink sign™という）」、「動脈は圧迫しても扁平化せずWink sign™を認めない、拍動を確認できる」、これをきちんと確認し、絶対に動脈を穿刺しないようにしなければならない。ちなみに、動脈はIPエコーで圧迫すると、拍動がより強くなっているように見える。

　エコーでの観察で最も重要なのは、静脈と動脈の鑑別である。絶対に動脈を穿刺してはならないので、確実に鑑別しなければならない。この際、「静脈はエコープローブで圧迫すると、扁平化します、扁平になります、虚脱します、凹みます、ひしゃげます、ぺしゃんこになります、つぶれます」などと表現されている。もっとわかりやすく、端的に表現したい、そう思っていた時に思いついたのが「Wink sign™」である。「静脈はプローブで圧迫すると扁平になるが、圧迫を解除すると元に戻る、円形になる」は「瞼を閉じて開ける」「まばたきする」に似ている。すなわち「Winkする、ウィンクする」に似ている。

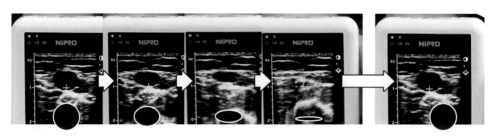

尺側皮静脈のWink sign™
　　プローブでゆっくり圧迫すると、扁平化し、圧迫を解除すると円形に戻る

8．その後、「ここにエコーを当てたらそのまま尺側皮静脈の穿刺予定部で穿刺できる」部位となるよう、IPエコーを当てる位置にマーキングペンを用いてマーキングをする。

通常、**3点にマーキングを行う**（エコーを当てる部位⇔穿刺する部位）（図9）。マーキングをしておかないと、穿刺部位が肘に近くなりすぎることがあるため、マーキングは非常に重要である。

X線透視を用いない場合は、「予定穿刺部位から同側の胸骨鎖骨切痕までの直線距離」と「胸骨鎖骨切痕から第3肋間までの距離」をあらかじめ測定して、カテーテル挿入長の目安とする（図10）。

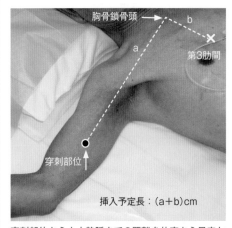

穿刺部位から上大静脈までの距離を体表から目安として測定しておく。

図10　カテーテル挿入長の目安
穿刺部位から上大静脈までの距離を体表から目安として測定しておく。

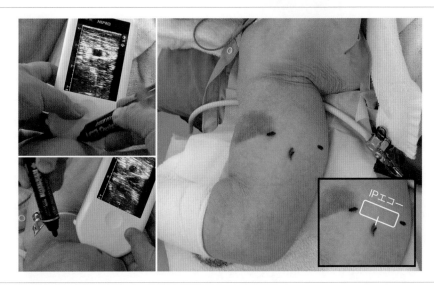

図9　IPエコーを当てる部位のマーキング
穿刺する静脈、位置を確認したら、IPエコーを当てる部位にマーキングをしておく。消毒してシーツをかけると、どの位置で穿刺するかがわからなくなることがある。肢位を固定した状態でマーキングしておくと、シーツをかけてすぐにIPエコーを当てる部位、そして穿刺する静脈を同定することができる。通常は3点、マーキングをしている。

9．いったん駆血帯をはずし、上腕の清拭を行い、穿刺部位を中心に広く消毒する（図11、12）。

10．術者は手術用手洗いを行い、ガウンを着る、手袋をはめる（高度バリアプレコーション）

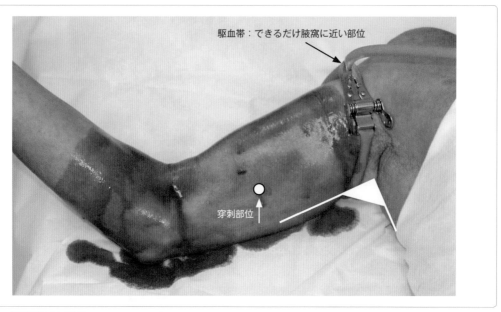

図11　消毒範囲と肢位
上腕を外転することにより、内頸静脈への誤挿入が予防できやすい角度になると考えて実施している。可能な限り、90度近くまで外転する。駆血帯はできるだけ腋窩に近い部位で、穿刺点から離れている部位とする。消毒は、駆血帯の部位から肘を超えた部位までの範囲とする。ポビドンヨードを用いて消毒している。消毒範囲がよくわかるのは一つのメリットである。

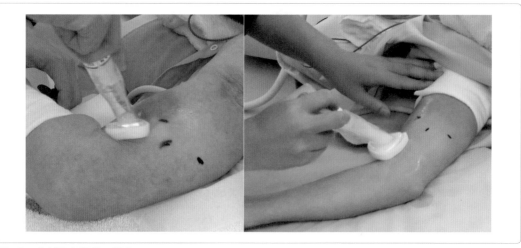

図12　穿刺予定部位の消毒
いったん駆血帯をはずし、穿刺部を中心に広く消毒する。消毒薬は、ポビドンヨード、グルコン酸クロルヘキシジンアルコール、オラネジングルコン酸塩液、どれでもよいと考えているが、消毒のし残し部分がないように注意する。消毒している間に、術者は手洗いし、ガウンを着用する。

11. 処置台（ステンレスワゴン）の上面を滅菌シーツで覆い、その上に穿刺に必要な物品を置く（図13）。

12. IPエコーのプローブカバー、ブラケット、穿刺ガイドを清潔状態で受け取る。同じ袋に入っているので、ブラケットと穿刺ガイドを受け取ることを忘れないようにする（図14）。

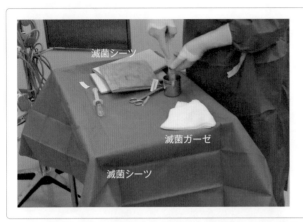

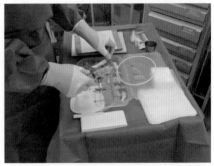

ニプロPICCキットを処置台の上に置き、穿刺の準備を行う

図13　処置台の上に滅菌シーツを広げ、穿刺に必要な物品を置く

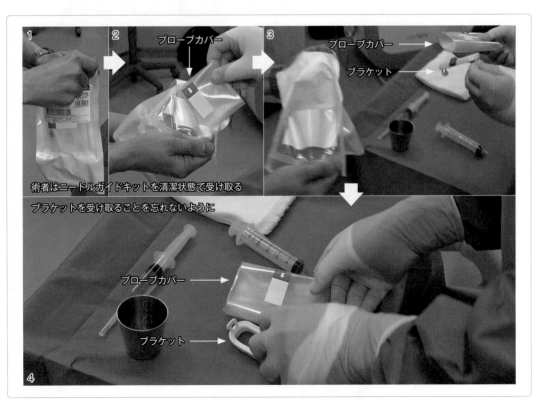

術者はニードルガイドキットを清潔状態で受け取る

ブラケットを受け取ることを忘れないように

図14　IPエコーのプローブカバー、ブラケット、穿刺ガイドを受け取る

13. IPエコーを清潔状態で使えるように
するためのセッティングを行う（図15、16）。
・IPエコー用のプローブカバー内に生理食塩

液を約1 mL入れ、その中にIPエコーを入
れてもらう（1 mLで十分。入れすぎない
ように！　入れすぎると故障する恐れがあ

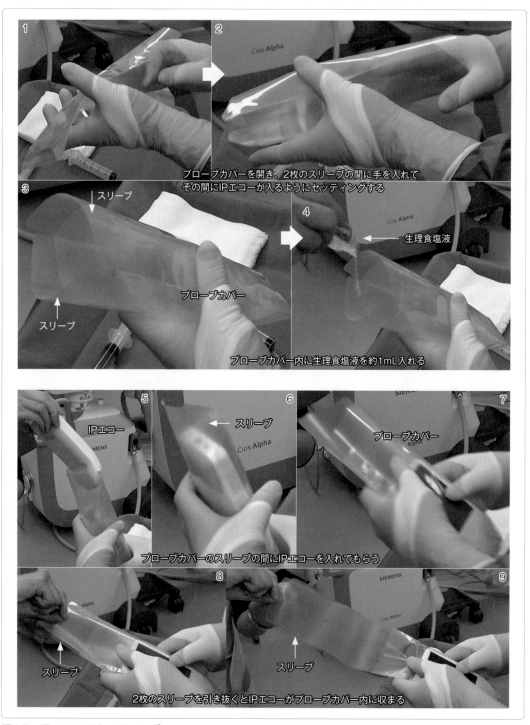

図15　IPエコーのセッティング

る）。

・スリーブ（プローブカバーよりやや硬いビニールシート）を1枚ずつ引き抜いてもらい、プローブカバーで蓋をする。

・ニードルガイド付ブラケットを装着する。

・滅菌ゼリーを準備する。

・カテーテル、シリンジに生理食塩液を満たす。

・ガイドワイヤ、シース付イントロデューサも生理食塩液で濡らす。

・局所麻酔剤、滅菌ガーゼを受け取る。

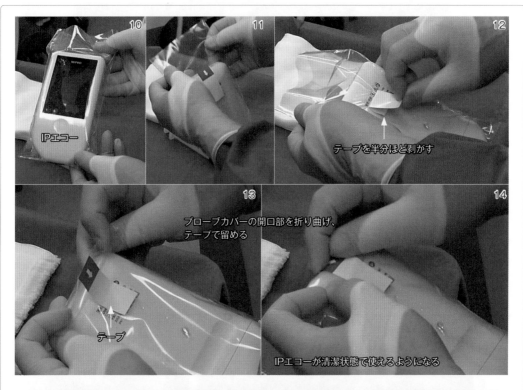

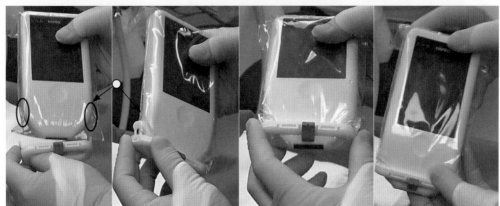

穿刺ガイドが取り付けられたブラケットをIPエコー本体の振動子面側に嵌め込む。これを取り付ける「プローブカバー／ブラケット取り付け部（〇）と〇」が両側に取り付けられているので、これにきちんと嵌め込む。この際、振動子面とプローブカバーの間に空気が入らないようにする。

図15　IPエコーのセッティング（続き）

14. 穴あきシーツと複数枚のシーツでほぼ全身を覆う（患者の顔は覆わないようにするか、離被架を適当な高さに設定し、患者が不安を感じないようにする）（図17）。

挿入術実施中は身体、特に穿刺部の腕を動かさないようにすることを再度説明する。

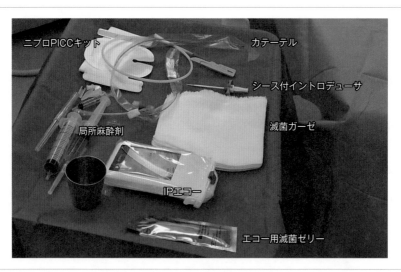

図16　穿刺前のセッティング

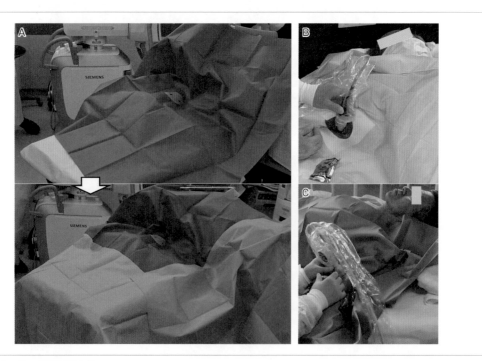

図17-1　シーツのかけ方
Aは手術室におけるシーツの掛け方で、完璧である。BとCは病室で実施した場合。Bはマスクをしたうえで患者の顔はシーツで覆わないようにしている。Cはエコーのケーブルも含めて不潔になりそうである。少なくとも患者にはマスクを装着しておくべきである。患者の顔をシーツで覆ってしまうと患者が不安になることがあるので、Bのようなシーツの使い方は許される範囲内であると考えている。

② 上腕PICCを挿入する

PICC挿入操作を開始する前、操作中、患者さんに細かく声をかけて説明する。「腕をゴム紐（駆血帯）で締めます」「針を刺すのでちょっと痛いです」「大事なところだから動かないようにしてください」「痛み止めの注射をします」「ちょっと押されるような感じがします」「うまく入りました」「もうすぐ終わります」などなど。

15. 駆血する：できるだけ腋窩に近い部分で駆血する。

清潔野を汚染しないよう、穿刺部位から離れた位置で駆血することが大事である。締め過ぎないように注意する。駆血するタイミングは、穿刺の準備が整った段階がよい。駆血時間が長くなると、末梢に過度のうっ血をきたし、出血斑やしびれが出てくることがある。静脈穿刺に必要な時間だけ駆血すればよい。

16. 術者は椅子に座って穿刺の体勢をとる。

位置は、患者の右側、穿刺方向の延長線上がよい。

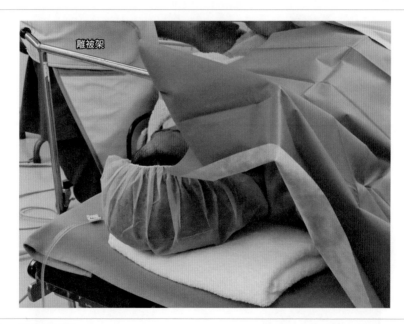

図17-2　シーツのかけ方
シーツが患者さんの顔を覆うことによって息苦しくなったり、不安にならないように注意することも非常に重要である。離被架を適当な高さに調節し、シーツが患者さんの顔にくっつかないようにする。看護師は患者さんの顔を見ながら時々声かけをして、不安にならないように気をつける。

17. 滅菌ゼリーを穿刺予定部に置き（図18）、IPエコーで穿刺する静脈をプレスキャンして再度穿刺位置を確認する(図19)。

　上腕動脈を穿刺しないようにするために、**上腕動脈の位置も確認**する。

18. 穿刺ガイドに穿刺用カニューラ

（22G、50mm、外套付針：キット内容として含まれている）を装着する（図20）。

　エコーで静脈をスキャンする際、穿刺針の先が皮膚に刺さらないような、傷つけないような位置に装着する。ガイドワイヤを穿刺部の近くに持ってきておく。

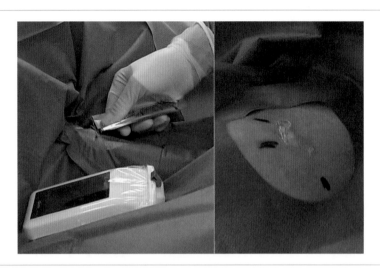

図18　超音波診断用滅菌ゼリーを穿刺部位に置く

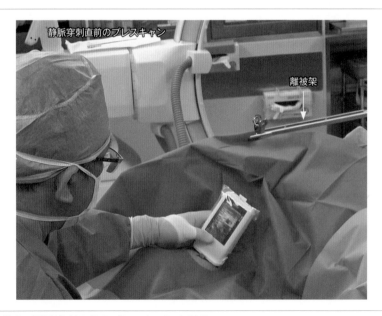

図19　体勢を整えて静脈穿刺直前のプレスキャンを行う
まだ穿刺針はセットしていない。シーツを離被架で持ち上げるようにしているが、これは、患者の顔をシーツが覆って息苦しくならないようにしているのである。

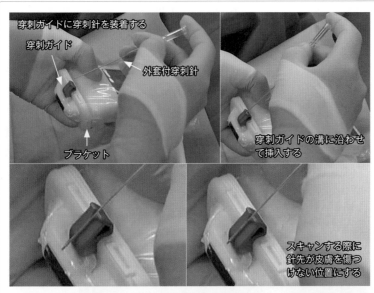

穿刺ガイドに穿刺針を装着する

穿刺ガイド

外套付穿刺針

ブラケット

穿刺ガイドの溝に沿わせて挿入する

スキャンする際に針先が皮膚を傷つけない位置にする

外套付穿刺針を穿刺ガイドに装着する。穿刺ガイドの溝に沿わせて挿入する。針先が穿刺ガイドから出ないよう、ぎりぎりのところまで挿入する。

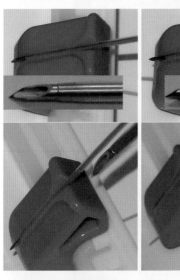
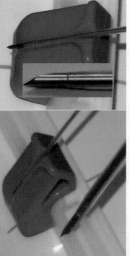
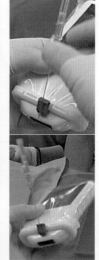

外套付穿刺針を穿刺ガイドに挿入する時、針先のカット面（bevel）が手前（見える方向）で挿入するほうが入れやすい。先端の位置が決まったら、180度回転させて、穿刺の時にbevel upになるようにする。

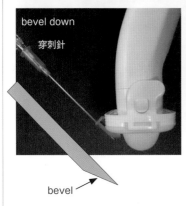

bevel down

穿刺針

bevel

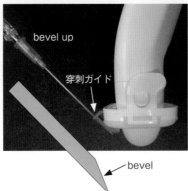

bevel up

穿刺ガイド

bevel

穿刺針を穿刺ガイドに装着する際はbevel downの方向でセッティングし、穿刺する際には180度回転させてbevel upの方向にする。

図20　穿刺用カニューラの装着

19. エコーガイド下に静脈を穿刺する（double wall puncture法）。

　左手でIPエコーを持つ。母指をモニター画面下の円形凹部に置いてIPエコーを第2、3、4指で把持し、第5指は皮膚面に当ててIPエコーが動かないように固定する（図21）。

20. 本体の画面で深度マーカーを尺側皮静脈の真ん中に位置させ、その位置を動かさないようにして右手で穿刺針を一気に貫通させる（図22）。

　個人的には母指で押すようにして刺入する

が、母指と示指でカニューラを把持してもよい。

　針が静脈を貫通したことはエコーで確認できる。通常、尺側皮静脈の中心は皮膚面から1cmの深さにあるが、やせた患者や太った患者では深さが1cmより浅かったり深かったりするので注意する。表現は少し乱暴に思われるかもしれないが、「ブスっと静脈を突き抜く」「一気に静脈を貫通させる」「静脈を串刺しにする」という感覚である。

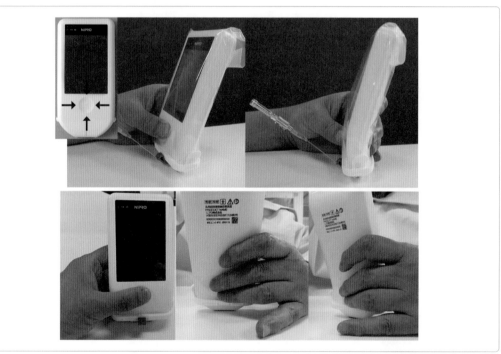

図21　IPエコーの持ち方
→で囲んだ凹み部分（円形凹部）に母指を置き、裏面を第2〜4指で保持し、第5指は皮膚面に当てるようにすると安定してIPエコーを保持できる。第5指を皮膚面に当てて固定することがIPエコーを安定して保持するための工夫である。

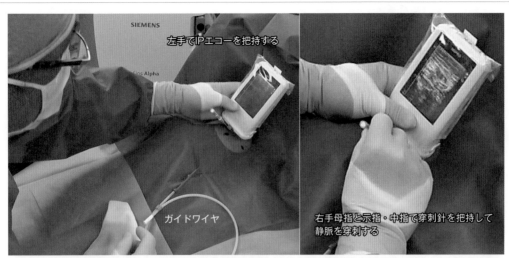

左手でIPエコーを把持する。穿刺する静脈の中央を深度マーカーの中央に位置させ、これが動かないように保持することが穿刺成功率を高めるコツである。右手母指と示指・中指で穿刺針を把持して静脈を穿刺するが、ニードルガイドに沿って針を進めるのがコツである。

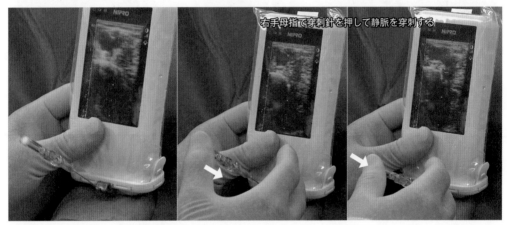

左手でIPエコーを保持し、右手母指で穿刺針を押し進める。穿刺ガイドに沿って針を進めるので、余計な力が穿刺ガイドに伝わらないようにするため、穿刺針は押すだけとしている。

図22　穿刺の仕方

21. 内針を抜いて外套を少しずつ、少しずつ、ゆっくり引き抜いてくる（抜浅する）（図23）。

外套のハブの下にガーゼを置き、出てくる血液ができるだけ広がらないように準備しておく。すぐに外套内に挿入できるよう、ガイドワイヤはすぐ傍に置いておく。

22. 外套内に血液が逆流してきたらすぐにガイドワイヤを外套内に挿入する（図24）。

外套の先端を超えて静脈内に入れる時、無理に押し込まないようにする。ほとんど力を加えることなくガイドワイヤを挿入できるはずである。ここが重要なポイントである。ガイドワイヤが外套の先を超えたと判断したら、ゆっくりと静脈内でガイドワイヤを進める。この時点で駆血帯をはずす。

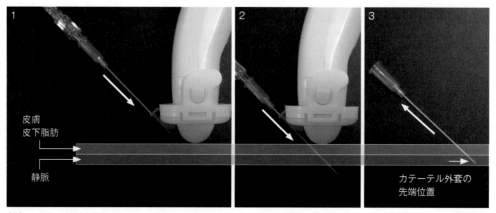

（2）のように静脈を貫通させておいて、IPエコーの穿刺ガイドから穿刺に用いたカニューラをはずす。3のように内針を抜いて、外套を少しずつ抜浅させ、血液が逆流するポイントでガイドワイヤを挿入する。IPエコーの穿刺ガイドからカニューラをはずす時、針をしっかり固定していないとカニューラの先端が動いてしまう。カニューラが静脈内に位置した状態で穿刺ガイドからカニューラをはずす時は、先端が動いて、静脈外に出てしまう恐れがある。そういう意味でdouble wall puncture法としてカニューラの先端が静脈を貫通していると、多少針先が動いても問題はない。針先の動きを考えた時、double wall puncture法は穿刺成功率が高いといえる。

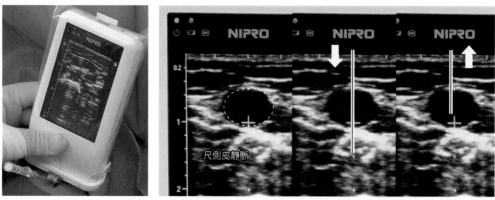

深度マーカー（中央線、本体自体の中央に相当する⇒穿刺ガイドの中央に相当する）に沿って静脈を貫通させる。内針を抜去し、外套をゆっくりと引き抜いてくると、外套の先端が静脈内に戻り、血液が逆流してくる。この時点でガイドワイヤを挿入する。この方法で実施すると、穿刺成功率は非常に高い。

図23　double wall puncture法

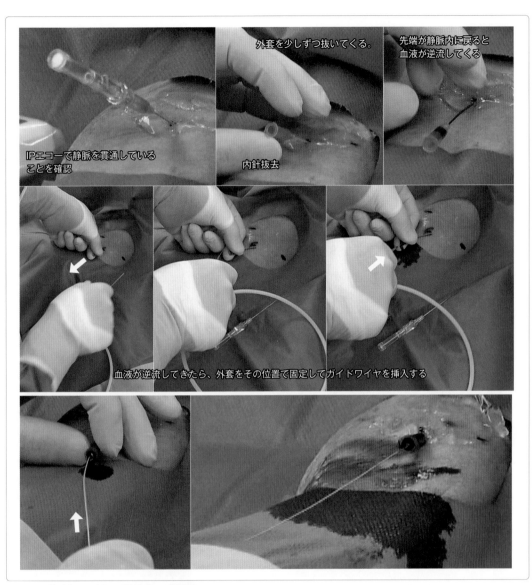

図24　ガイドワイヤの外套内への挿入

静脈の穿刺方法について

　私は、正直、エコーガイド下静脈穿刺法の達人ではない。しかし、上腕PICC法の経験は、かなりある。もちろん、CVC挿入の経験もかなりある。しかし、世の中でエコーガイド下静脈穿刺法の達人と呼ばれる方々には、私の穿刺技術がはるかに及ばないことは、自分自身で自覚している。

　私が実施している穿刺方法は、エコーで静脈を短軸方向で描出して中心（真ん中）を穿刺する、静脈を串刺しにするdouble wall puncture法である。

　左手のIPエコーの深度マーカーを静脈の中央になるように固定して、右手で穿刺ガイドに沿わせてカニューラを一気に静脈を貫通させる。静脈を貫通したことは、エコー画面で確認できる。次にカニューラを穿刺ガイドからはずす。この時、右手でカニューラを動かさないようにしっかり把持しておいて、左手で持っているIPエコーを少し傾けるようにしてカニューラをはずす。この操作は非常に重要である。その後、そっとカニューラの内針を抜いて、外套を持って、少しずつ抜いてくる。外套内に血液が逆流してくる部位でガイドワイヤを挿入する。外套を少しずつ、本当に少しずつ血液が逆流する部位まで、カニューラを抜いてくる。息を止めながら、少しずつ抜いてくる。血液が逆流してくると、ホッとする。息をする。その状態でガイドワイヤを挿入する。やった、これでほぼ成功！そんな感じである。

　鎖骨下静脈や内頸静脈と異なり、上腕の静脈は細いので、穿刺針の先端を静脈内に留めるには高い技術を要すると思う。上腕の静脈は細い。いったん静脈を貫通させ（串刺しにして）、穿刺針を引き戻して血液が噴出（逆流）する部位でガイドワイヤを挿入するという手技のほうが穿刺成功率は高いと思っている。この方法については、静脈の後壁を貫通させることによって周囲に血腫が形成される、神経損傷のリスクが高くなる可能性があるとの批判もあるが、私はそういう合併症は経験していない。心配して穿刺を繰り返すよりも、逆に安全であると思っている。もちろん、静脈の径が太い場合には貫通させずに先端を留めればいいし、技術レベルが高い人もそうすればいい。しかし、穿刺針の先端を静脈内に留めないといけない、ということでこわごわと針を進める、その間に静脈が中央線からずれて、失敗することが多いのではないだろうか。名手であれば、そういうことはないであろうが。

　穿刺ガイドを使わない場合には問題ないが、穿刺ガイドを用いる場合、穿刺ガイドからカニューラをはずす時、丁寧に実施しないとカニューラの針先が動いて、静脈外に出てしまう（逸脱する）。上腕の静脈は細いので、少し動くだけでカニューラの針先が静脈外に逸脱してしまう。Double wall puncture法で静脈を串刺しにしておくと、カニューラの針先の少しの動きは許容してくれる。そういう意味でもdouble wall puncture法のほうが安心して実施できる。

　私はdouble wall puncture 法を推奨する。穿刺成功率は高い。初心者が行っても穿刺成功率は高い方法であると思っている。

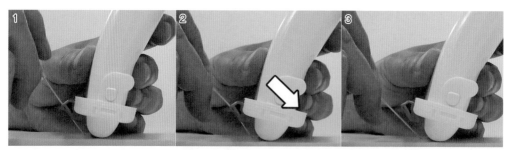

穿刺ガイドから穿刺針をはずす時、微妙な力加減が必要である。右手で穿刺針を動かさないように把持し、左手で持っているIPエコーを、皮膚面に軽く押し当てている振動子面を少し傾けるだけで穿刺針ははずれる。写真２では針が少し「しなっている」。IPエコーは少し動かすだけ、穿刺針の先端を動かさないように把持する、これがコツである。IPエコーを少しだけ傾ける、そうすると穿刺針が穿刺ガイドからはずれる、この感触を覚えておくことが重要である。Double wall puncture法では穿刺針の先端は静脈内にはないので、この操作で針先が多少動いても問題ないが、穿刺針の先端を静脈内に挿入する方法では、この操作で針先が動いてしまうと静脈から逸脱してしまう。穿刺に失敗することになる。

23. X線透視をして、ガイドワイヤの先端が鎖骨下静脈付近まで到達していることを確認しておく（図25）。

この操作は必ずしも必要ではないが、ガイドワイヤが静脈内にあることを確認する意味もある。

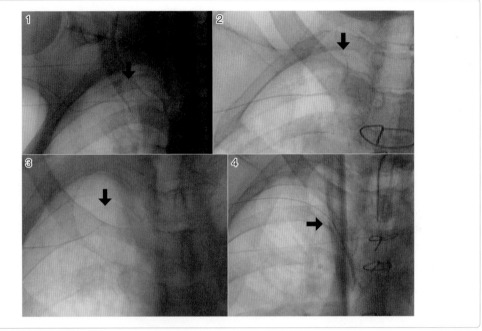

図25　ガイドワイヤが静脈内にあることの確認

1：ガイドワイヤが静脈内でひっかかっている感じ、2：このまま押し込むとガイドワイヤ先端は内頸静脈へ入りそう、3：ガイドワイヤはここまで入っていることが確認できればよい、4：すでに上大静脈内に入っているが先端がUターンしている。3のように、この場合のガイドワイヤは静脈内に入っていることが確認できればよい。カテーテルを挿入する前に抜いてしまうのだから。しかし、なんとなく、ガイドワイヤも上大静脈へ向かっていることを確認したくなる。

24. 穿刺部周囲に局所麻酔をする（図26）。

皮膚を小切開する部分と、縫合固定する場合はその部分にも局所麻酔をする。

25. ガイドワイヤを残して穿刺針の外套だけを抜去する。

ガイドワイヤを一緒に抜いてしまわないように注意する。

26. ガイドワイヤ刺入部をメスで1〜2mm切開する（外套を抜く前に切開してもよい）。

通常はメスで切開してからシース付イントロデューサを挿入するが、この切開操作が、術後出血の原因となることがあるので切開しない場合もある。その方法は、①まず、イントロデューサだけをガイドワイヤに沿わせて挿入する、②イントロデューサを抜き、シー

スと組み合わせてガイドワイヤに沿わせて挿入する、である。この方法でシース付イントロデューサを挿入できたら皮膚の切開操作は不要である。高齢者ではこの方法が可能であるが、皮膚がしっかりしている場合（高齢者以外？ここでの高齢者の定義はない）には、やはり、切開操作を必要とすることが多い。

27. シース付イントロデューサをガイドワイヤに沿わせて挿入する（図27）。

ガイドワイヤを、シース付イントロデューサの端から出して握れるようにしておく。これは非常に重要である。そうしないと、ガイドワイヤを体内に押し込んでしまう。ガイドワイヤが体内に入り込んでしまうと、生命にかかわる合併症を引き起こすことがある。シース付イントロデューサは硬いので、無理に押し込むと静脈壁を損傷してしまう恐れがある。1cmほど押し込んだらガイドワイヤ

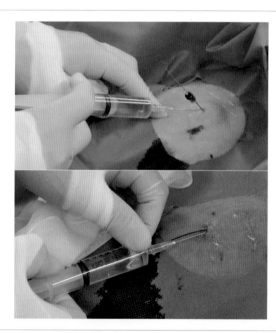
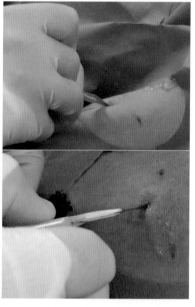

図26　穿刺部周囲の局所麻酔と刺入部皮膚の切開
ガイドワイヤが静脈内に入っていることを確認した後、穿刺部周囲に局所麻酔を行う。穿刺針の外套を留置したままでも、外套を抜いてからでもかまわない。十分に局所麻酔を行った後、メスで穿刺部皮膚を1〜2mm切開する。ぎりぎり小さい切開でよい。刃先を上にして刺入して上にはじくように切開するのがコツである。

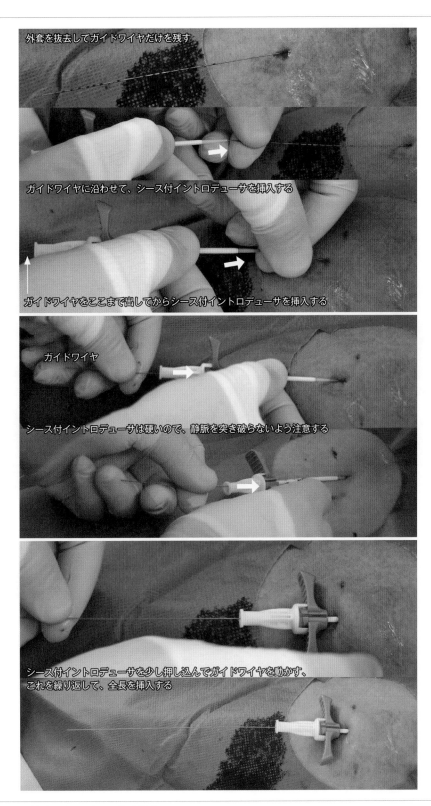

外套を抜去してガイドワイヤだけを残す

ガイドワイヤに沿わせて、シース付イントロデューサを挿入する

ガイドワイヤをここまで出してからシース付イントロデューサを挿入する

ガイドワイヤ

シース付イントロデューサは硬いので、静脈を突き破らないよう注意する

シース付イントロデューサを少し押し込んでガイドワイヤを動かす、
これを繰り返して、全長を挿入する

図27　シース付イントロデューサの挿入

が動くことを確認し、この操作を繰り返して
シース付イントロデューサのほぼ全長を静脈
内に挿入する。少しずつ挿入することが安全
にシースを静脈内に挿入するコツである。

28. シース内にカテーテルを挿入する前
に、カテーテルを準備する。
　生理食塩液をカテーテルに充填する（図

28）。

29. イントロデューサとガイドワイヤを
抜去し、残したシース内にカテーテル
（PICC）を挿入する。
　この時、シース口を左手母指で塞ぎ、シー
ス内に逆流してくる血液が漏れるのを防ぐ
（図29）。

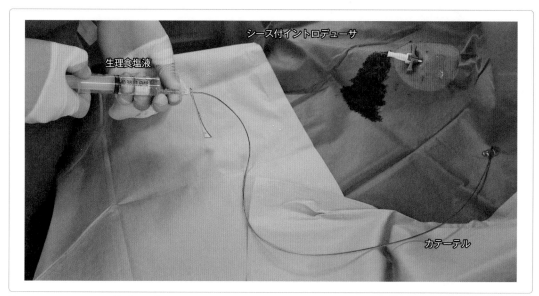

図28　カテーテルの準備

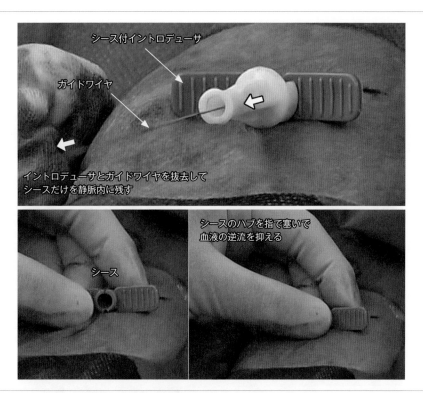

シース付イントロデューサ

ガイドワイヤ

イントロデューサとガイドワイヤを抜去して
シースだけを静脈内に残す

シース

シースのハブを指で塞いで
血液の逆流を抑える

図29　イントロデューサとガイドワイヤを抜去

COLUMN

PICC挿入手技のがっかりポイント

　エコーガイド下上腕PICC挿入術では、最初の穿刺で静脈内にガイドワイヤを挿入できたら、「ほぼ勝った！」とほっとするが、その後もいくつかのポイントで、がっかりすることがある。

　まず、double wall puncture法として尺側皮静脈を穿刺し、内針を抜去して外套を少しずつ抜いてくる。慎重に、息を止めて、少しずつ。血液が外套内に逆流してくるとほっとするが、逆流しないとがっかりする。再穿刺が必要だから。血液が逆流してきても、ガイドワイヤが入らないことがありがっかりする。再穿刺が必要だから。ガイドワイヤが入って、シースを留置できたらカテーテルを挿入する。40cmも入ればほっとする。しかし、X線透視下で先端位置が内頸静脈へ向かっていたり、途中で折れ曲がったりしているとがっかりする。いったん途中まで引き戻して入れ直す。X線透視下で造影するが、静脈が狭窄していたりするとがっかりする。

　病棟で挿入する場合、挿入後のX線撮影でカテーテルが内頸静脈へ向かっていることが判明すると本当にがっかりする。浅すぎると、目的とする輸液を投与できない場合があるのでがっかりする。

　ほっとしたりがっかりしたりしながら、たくさんの症例にPICCを挿入してきたなあとつくづく思う。

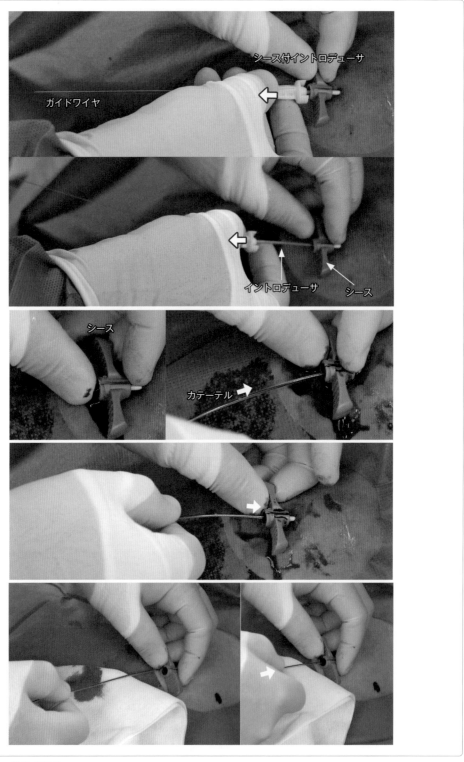

図30 カテーテルの挿入

シースのハブを塞いでいた母指をずらし、素早くカテーテルを挿入する。空気が吸引されることは、まずないが、血液が出てくるので、素早く操作する。

30. カテーテルはゆっくり挿入する。

うまく穿刺できたからと安心して（喜んで？）、カテーテルをあわてて速く挿入すると、静脈壁を刺激してスパスム（静脈壁の攣縮）が起こることがある。カテーテルを血流に乗せるような感じでゆっくりと挿入する。同側の内頸静脈や対側の腕頭静脈へ向かうことがあるし、さまざまなmalposition（先端位置異常）が起こることがあるので、ゆっくりと挿入する（図30）。

X線透視下での挿入ではない場合、カテーテルが内頸静脈へ入らないようにするため、患者さんの顔を穿刺側の肩のほうへ向けてもらう。この操作は、どこまで有効かはわからないが、一助にはなると考えている。

31. X線透視でカテーテルの先端位置が適正であることを確認する（挿入長を記録しておく）（図31）。

カテーテル先端が上大静脈壁を圧迫するような感じになっていないことを確認する。

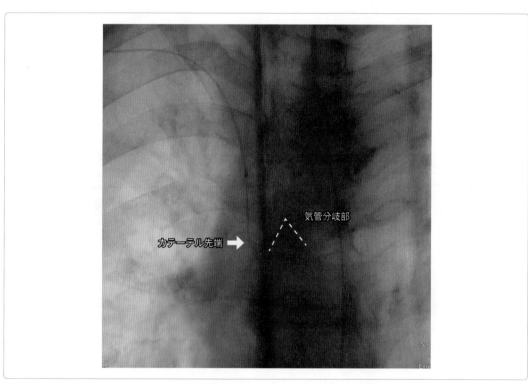

気管分岐部

カテーテル先端 →

図31　X線透視でのカテーテルの先端位置の確認

32. カテーテルに、生理食塩液10mLを入れた20mLシリンジを接続し、スムーズに逆血することを確認する（図32）。

カテーテルのハブにシリンジを接続すればよい。スタイレットが入っていても、逆血させることができる。

カテーテルの先端がバルブ機構を有しているので、陰圧をかけて2〜3秒待つ必要があることを知っておかなければならない。先端が適正位置にあっても逆血しない場合、生理食塩液を2〜3mL注入してから陰圧をかけると逆血してくることがある。

逆血することを確認することはきわめて重要である。絶対に確認しなければならない。逆血が確認できたら、生理食塩液を注入してカテーテル内に血液が残らないようにしておく。

33. シースを抜去する。Peel away sheathで、割くことができるようになっている（図33）。

いったん抜去して、そこで割けばいい。抜く時にカテーテルを一緒に抜いてこないように注意する。しかし、シースはカテーテルの端から取り外すこともできるので、必ずしも割く必要はない。

34. カテーテル先端の位置が移動しないようにX線透視で確認しながらカテーテル内のスタイレットを抜去する。

スタイレットは必ず抜去する。スタイレットを抜く時に抵抗があることもあるので、ゆっくりと抜去する。カテーテルとスタイレットの間のすべりが悪いと、スタイレットを抜く時にカテーテルが抜浅してしまう恐れが否定できないので、注意深く、ゆっくりと抜去する（図34）。

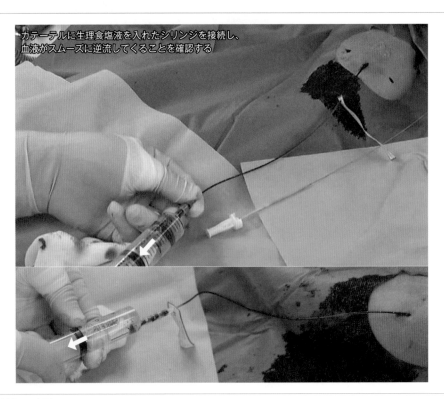

図32　逆血の確認

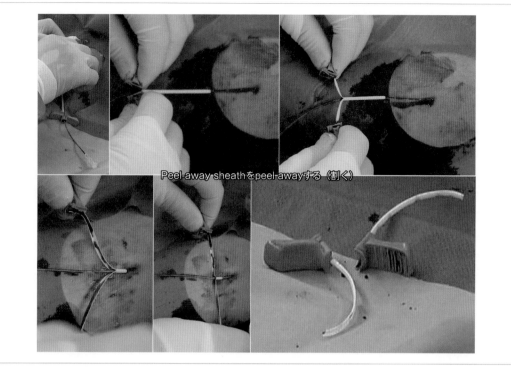

図33　シースの抜去

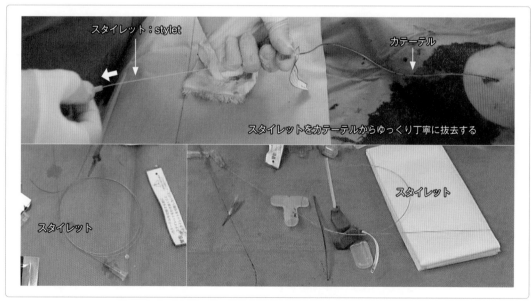

図34　スタイレットの抜去

★縫合固定する場合は、カテーテルを刺入部で、固定具を用いて縫合固定する（図35）。

35. カテーテルの固定場所（コネクタクッションを置く位置）を確認し、メスで、カテーテル体外部分を固定に適切な長さに切断する。

通常、カテーテル挿入部から10cm～12cmの長さを残す位置で切断すると固定がやりやすい（図36）。

36. コネクタチューブにインジェクションプラグ（I-plug）を装着し、カテーテルと接続する。

PICCキットを開く段階で、コネクタチューブをI-plugで蓋をしてしまうことをお薦めする。

コネクタチューブの接続部（ハブ）にはI-plugをできるだけ早く装着するべきである。すぐにI-plugを装着するのは、コネクタの接続部を大気に曝さないで、閉鎖状態として汚染させないようにするためである。カテーテル感染予防対策として、非常に重要であると考えている。ニードルレスコネクタを使用する場合も、コネクタを滅菌済袋から出したらすぐに接続する。

37. コネクタチューブ接続手順
①コネクタチューブのキャップ部をカテーテルに差し込む。カテーテルをコネクタチューブの金属製鈍針に接続（挿入）する

ATTENTION

スタイレットにカテーテル用のハブがついているので、スタイレットは入っていないと誤解すると、カテーテルの体外部分の長さを調節する際にカテーテルとともにスタイレットを切断することになる。切断したスタイレットは上大静脈、右心房などに入り、重大な問題を引き起こすことがある。スタイレットは絶対に抜去しなければならない。

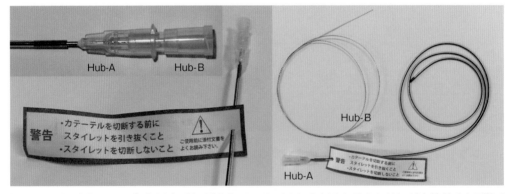

カテーテルには２つのハブ（Hub）がつけられている。Hub-AもHub-Bもシリンジを接続すれば注入・吸引ができる。そのため、スタイレットがカテーテル内に入っていないと誤解する恐れがある。この構造を理解して、スタイレットを抜くことを忘れないようにしなければならない。

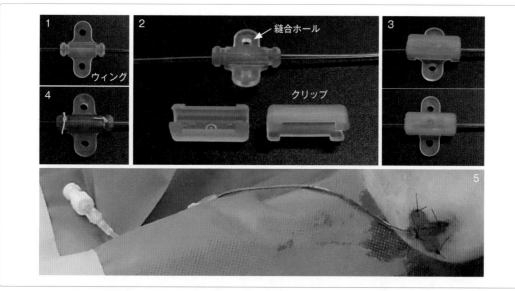

図35　PICC挿入部での縫合固定

（1）の固定具（ウィング）を用いるが、通常は（2）、（3）のようにウィングとクリップを組み合わせ、縫合ホールを皮膚に縫合する。
5の症例では、クリップを使用せずに（4）のようにウィングの両端を糸を用いて結紮して締め、縫合ホールを皮膚に縫合している。

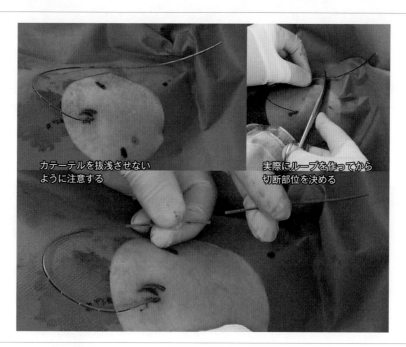

図36　カテーテルの固定場所

カテーテルを抜浅させないように注意しながら、固定場所を確認し、カテーテルの体外部分を切断する。少し長め、10～12cmの
長さになっている。

（図37）。

②カテーテルを金属鈍針のキャッチ（引っ掛かり）を超えて挿入することが重要である（図38）。これを実施しておかないと、管理中にカテーテルが自然に外れてしまう恐れがある。カテーテルがねじれたり、金属鈍針の先で曲がったりしないように注意する（均等に挿入できていないことを意味する）。

③カテーテルを金属鈍針のキャッチ（引っ掛かり）を超えて挿入したら、キャップ部をコネクタチューブに嵌め込む。カチッと嵌まる角度がある。カチッと嵌まるまで嵌め込む（図39）。

38. I-plugに1/2インチの針を刺入して逆血がスムーズであることを再度確認し、

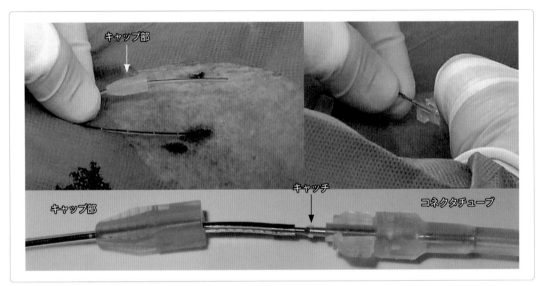

図37　コネクタチューブのキャップ部の差し込み

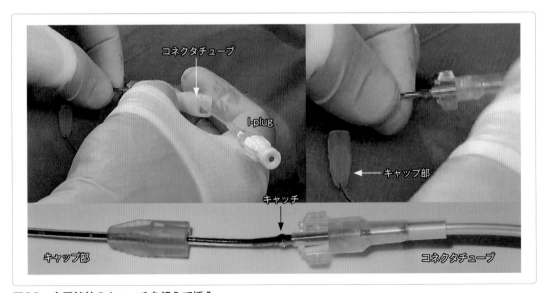

図38　金属鈍針のキャッチを超えて挿入

生理食塩液を注入してカテーテル内を満たす。

39. 患者にPICC挿入術がほぼ終了したことを説明し、カテーテル挿入部を滅菌

ガーゼで保護しながらシーツを剥がす。

40. コネクタチューブ接続部にコネクタクッションを装着する。

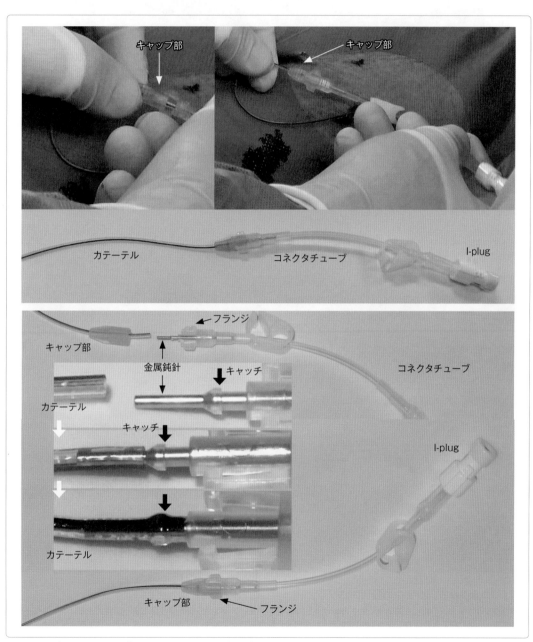

図39　コネクタチューブとカテーテルの接続のポイント
カテーテルをコネクタチューブの先端の金属鈍針に接続するが、キャッチ部分を越えて金属鈍針の根元まで挿入することが重要である。これを確実に実施しておかないと、自然にカテーテルとコネクタチューブがはずれることがある。

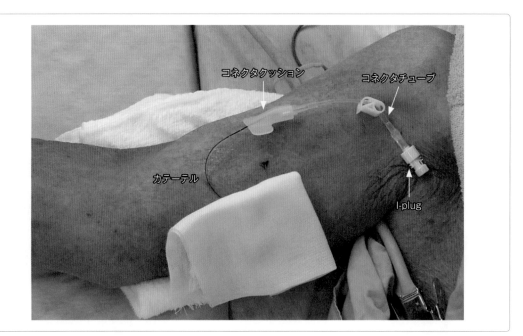

図40　コネクタクッションの固定

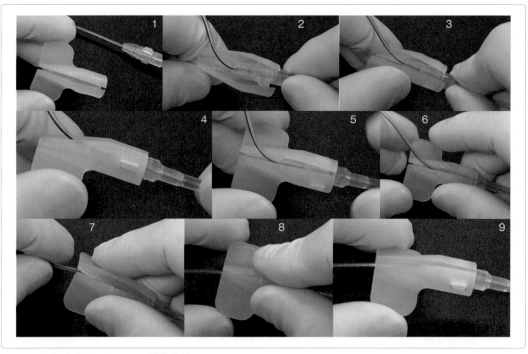

図41　コネクタクッションの操作方法

1:コネクタクッションの翼部を開いて、2⇒3⇒4⇒5:コネクタチューブのフランジを挟み込むように挿入する。フランジをコネクタクッションの窓に嵌め込む。6⇒7⇒8:カテーテル部分を翼部スリットの中に収めるようにすると、9:確実にコネクタクッションの中にコネクタチューブとカテーテルの接続部を収めることができる。

**41. カテーテルとコネクタチューブ、コ
ネクタクッションを固定する。**

　カテーテルの走行が自然なループを描くよ
うになる位置にコネクタクッションを固定す
る（図40〜42）。カテーテルの体外部分の
走行、コネクタの固定位置、ドレッシングの
貼り方は、管理上きわめて重要である。

42. カテーテル挿入部を消毒する。

**43. ドレッシングでカテーテル挿入部を
被覆する（図43）。空気が入らないよう
に密着させる。ドレッシング貼付日を記
入しておく。**

・ドレッシングでカテーテル体外部分全体を
　被覆できない場合は、適宜、フィルムド

レッシングで被覆する。
・PICC挿入部の状態の観察のため、透明ド
　レッシングの使用を推奨する。
・止血が完璧ではないと判断される場合は、
　挿入部にガーゼを置いて圧迫する。ドレッ
　シング貼付後にドレッシングの上から圧迫
　することもある。
・ドレッシングを貼付する際、内側が不潔に
　ならないように注意する。
・輸液ラインもテープで固定し、引っ張り力
　が直接、カテーテルにかからないようにす
　る。
・ACR（Accidental Catheter Removal：事
　故／自己抜去）のリスクがある場合には、
　体外部分、輸液ラインの固定に注意する。

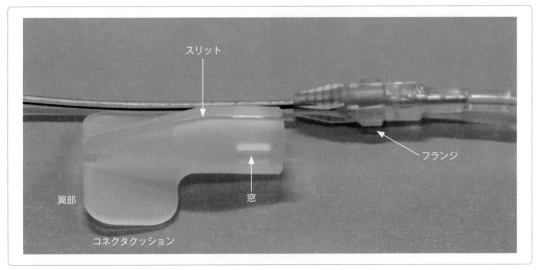

図42　コネクタクッションの構造
翼部でスリットを開き、コネクタクッションをコネクタチューブ接続部に装着する。コネクタチューブのフランジを、コネクタクッ
ションの窓の中に嵌め込む。

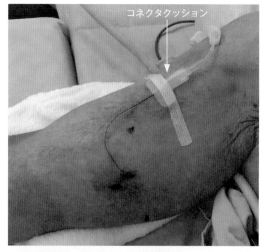

コネクタクッション

コネクタクッションをテープで固定する。カテーテルの体外部分が自然なループを描くような位置に固定する。カテーテルを縫合固定しない場合、カテーテルを抜かないように注意する。

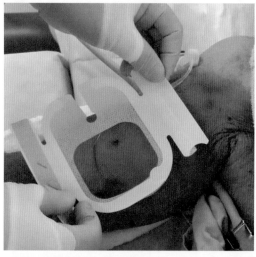

カテーテル挿入部をドレッシングで被覆する。

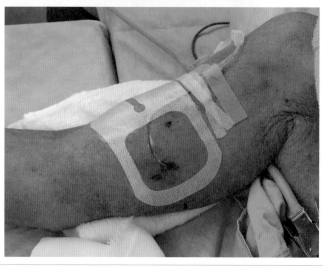

カテーテル挿入部にドレッシングを貼付し、コネクタクッションまでのカテーテル体外部分もドレッシングで被覆している。コネクタチューブも適宜、テープで補強・固定する。

図43　ドレッシングによるカテーテル挿入部の被覆

44. 胸部X線写真を撮影し、カテーテルの先端位置が適正であることを最終的に確認する。

45. バイタルサインをチェックする。

46. 患者に終了したことを告げ、寝衣を整えて退室する。

引用文献

1 加藤晶子, 森將晏：静脈穿刺に用いる駆血帯装着時の駆血圧と静脈怒張度との関係―上腕周囲径に対する駆血帯の締め具合を指標として―. 日本看護技術学会誌 2009; 8: 10-15

2 井上善文：Wink sign：エコーガイド下上腕PICC法における静脈と動脈の鑑別. Med Nutr PEN Lead 2021; 5: 110-112

3 Forauer AR, Alonzo M: Change in peripherally inserted central catheter tip position with abduction and adduction of the upper extremity. J Vasc Interv Radiol 2000; 11: 1315-1318

ATTENTION

　病室でPICCを挿入した場合にはもちろん、X線透視下で挿入した場合でも胸部X線撮影を行い、カテーテルの走行とカテーテルの先端位置を確認する。記録として残すという意味もある。カテーテルが上大静脈壁に突き刺さるような走行になっていないことを確認する。

　PICCでは、腕を動かす（肩関節を動かす）ことによりカテーテルの先端が移動するので、カテーテルの先端が静脈壁に突き刺さるような走行になっていないことは確認しておかなければならない。カテーテルが硬ければ、静脈壁を突き破る恐れがある。特に、最近、ダブル、トリプルのカテーテルを使う場合があるので、これらは静脈壁にあたる角度などに注意するべきである。

肩関節と腕の動きによってPICCの先端位置が移動する

　PICCの先端位置をどこにするか、テキストには詳細に記載されている。Zone A：上大静脈の下部から右心房上部、Zone B：左右腕頭静脈合流部から上大静脈上部、Zone C：上大静脈へ合流する左腕頭静脈の近位部に分け、右側から挿入する場合はZone B、左から挿入する場合はZone Cが適正としている論文や、上大静脈の下3分の1がよいとする意見などいろいろある。私は、いい加減と言われるかもしれないが、X線写真で気管分岐部前後にしておけばよい、という方針にしている。「PICCでは、肩関節の動き（外転、内転）によってカテーテル先端位置はある程度移動するんだから」と思っている。

　この肩関節と腕の動きによってカテーテル先端位置が移動することは、PICCを使い始めた20年以上前から知っていた。5cmも移動したという論文もある。しかし、つい最近まで、この先端位置の移動についてとんでもない誤解をしていたのである。

　上腕を体側にくっつける（内転する）時、先端位置が最も浅くなり、水平位置まで上げる［外転、90度まで上げる（PICCを挿入する時の肢位）］時、先端位置が最も深くなると思っていた。実は、これは逆で、肩関節を内転する時に先端位置が最も深くなり、外転すると浅くなるのである。

　上腕PICCを挿入する時は外転の状態なので、先端位置は最も浅い位置にある。挿入手技を終えて肩関節を内転（腕を下げる）と、先端位置が深くなる。この知識はもっておく必要がある。PICCを深めに入れておくと、ふつうに生活する状態では肩関節は内転しているので、それよりも先端位置が深くなるのである。私がもっているイメージと違っていたので、これに関する論文を読んで勉強した。しかし、頭ではメカニズム理解していても、感覚的に受け入れられていない状態である。肩関節の運動によってカテーテル先端が移動する、この話は私の講演の中で何度も説明してきた。しかし、根本的に逆の考え方をしていたこと、間違って説明してしまったことを申し訳なく思い、反省している。

　このカテーテル先端の位置であるが、意図的に鎖骨下静脈内に留置する（mid-clavicular line）、上腕の静脈内に留置する（midlineカテーテル）、などの考え方がある。しかし、あえて鎖骨下静脈内に留置したり、上腕の静脈内に留置したりすることのメリットを考えてみると、ほとんどないのではないだろうか。ミッドラインカテーテルは2000年頃、日本に導入しようとする動きがあった。しかし、診療報酬として認められていないため普及しなかった。少し長いカテーテルをミッドラインカテーテルとして使用するという考え方はあるが、診療報酬上PICCなのだろうか、末梢静脈カテーテルなのだろうかを考える必要もある。先端位置を中心静脈内にしないのは感染を考えてのことかもしれないが、感染対策をきちんとすることで解決し、CVCとして使用するほうがよいのではないだろうか。

第 **5** 章

PICC留置期間中の
管理

CRBSI予防対策を基本とする

　PICCがCVCであることをことさらに強調してきましたが、管理上も「PICCはCVC」ということを認識する必要があります。「末梢挿入式中心静脈カテーテル」という名称のために、「末梢静脈カテーテルが少し奥まで入っているだけ」「末梢静脈カテーテルにちょっと毛が生えた程度」と考えられてしまい、末梢静脈カテーテルと同じように管理してしまう恐れがあります。その結果、さまざまな合併症を引き起こしやすくなってしまいます。「PICCはCVCである」、「末梢静脈カテーテルではない」と認識することはきわめて重要です。

　これまで述べてきた方法、手順で実施すれば、安全にPICCを挿入することができます。しかし、PICCを長期間、目的とする期間、安全に使用するためには、留置期間中の管理が重要です。留置期間中に感染対策をはじめとしてきめ細かな管理を実施しなければ、合併症のために目的とする期間の途中で使用できなくなってしまいます。PICCを抜去せざるをえなくなります。

　合併症として最も重要なのは、「カテーテル関連血流感染症：CRBSI」です。「PICCはCRBSI発生率が低い」と単純に考えるのは危険です。管理が甘くなってしまいます。ドレッシング管理はもちろん、輸液ラインもCVCとしての無菌的管理を徹底しなければ

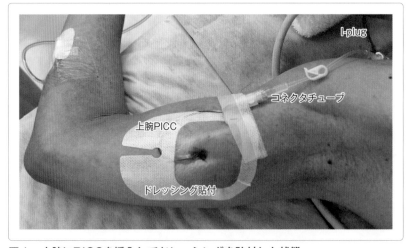

図1　上腕にPICCを挿入してドレッシングを貼付した状態

カテーテルのコネクタ部も固定されている。コネクタチューブにはI-plugが装着されている。輸液ラインを接続して、これから、留置期間中の管理へと移行することになる。定期的なドレッシング交換、輸液ライン交換を行いながら、CRBSIをはじめとする合併症を起こさないように管理しなければならない。

なりません。「PICCはCVC」なので、CVCとして徹底的にCRBSI予防対策を講じなければなりません（図1）。

しかし、だからといってPICCは特別な管理をしなければならない、と考える必要はありません。CVCとして実施している管理方法をそのままPICCに対しても実施すればいいのです。もちろん、CVCの感染予防対策が徹底していれば、ですが。PICC導入に合わせてCVC全体の感染対策を見直す機会とするのも非常にいい考え方だと思います。

PICC留置期間中は、CRBSI予防対策を基本として、輸液ラインおよびカテーテル挿入部の管理体制を構築しなければなりません。

C OLUMN

CRBSIはなぜ起こるのか？

「栄養状態が悪いから、免疫能が低下しているからCRBSIが起こる」と考えている人が多い。私は、外から微生物が入らなければCRBSIは起こらないと思っている。微生物の侵入を完璧に防ぐことはできないが、この考え方・方策は、CRBSIの予防上重要である。特に栄養状態は、悪いからTPNを実施するのである。栄養状態を改善させるためにTPNが必要だと判断したら、感染予防策を講じながら実施するのが正しい考え方である。また、CRBSIが起こった時、患者さんのせいにしてはいけないといつも思う。患者さんの栄養状態、免疫能低下のせいにする医師がどれだけ多いか。管理に問題があるから感染するので、これは医療側の問題である。CRBSI予防策の原則は、外から微生物を入れないように管理することである。

栄養状態が悪い症例に対してもTPNが選択されないことが多くなっている。その理由は、感染リスクがあるからである。「感染させないようにしてTPNを実施する」という考え方がなぜできないのだろうか。CRBSIが起こった時、起こった原因を考えない、反省しない、からである。TPNを選択すれば栄養状態が改善して元気になるのに、感染を恐れてTPNを選択しない、これは間違った医療であると言いたい。

PICCはCICCに比べるとCRBSI発生率が低いと考えられている。しかし、ずさんな管理をすればすぐに感染するのは当然のことである。PICCは感染率が低いとの考えで管理がずさんになっていないかも考える必要がある。PICCでは感染率が低い、それはなぜか？　を説明できない。皮膚の細菌数が少ない？　そうではない。腋窩に近いのだから、細菌数は逆に多いかもしれない（データはない）。体温が低い？　細菌数に影響するほどの温度差はない。穿刺部位から静脈までの距離は非常に短い。鎖骨下静脈穿刺のほうがはるかに静脈までの距離は長い。PICCの静脈内走行距離は長い。鎖骨下静脈穿刺のほうがはるかに短い。だから単純に、PICCはCICCよりも感染率が低いと考えてはいけない。その考えでずさんな管理をしてはならない。この認識はきわめて重要である。本文でも繰り返し述べているが、PICCはCVCである。厳重な無菌的管理を実施しなければならない、これが大原則である。

カテーテル挿入部の管理方法

ドレッシング交換は、PICC挿入部を中心に、消毒用エタノールでPICC挿入部周囲の皮脂などを除き、消毒薬で消毒してからフィルムドレッシングを貼付する、という方法で行います。

① カテーテル挿入部の皮膚

消毒薬としては、クロルヘキシジン、クロルヘキシジンアルコール、ポビドンヨード、オラネジングルコン酸塩などが使用されていますが、どの消毒薬でもよいと考えています。消毒薬の適正な使用方法を理解して使うことが重要です。

貼付するドレッシングの広さを考え、消毒し残しがないようにすることが重要です。通常、抗菌薬含有軟膏やポビドンヨードゲルは使用しません。

■クロルヘキシジンとポビドンヨード

米国のCDCガイドラインの影響で、日本でもクロルヘキシジンアルコールを使用する施設が多くなっています。

クロルヘキシジンは、日本では、過去にアナフィラキシーショックを起こした事例があるため、結膜嚢以外の粘膜への使用は禁忌扱いとなっています。創面の消毒で重篤なアナフィラキシーショックが発生したという報告があります[1]。

かつて、クロルヘキシジンと銀でコーティングした抗菌性中心静脈カテーテルが、アナフィラキシーショックの問題で販売中止になりました[2]。

日本人は他の国の人に比べて**クロルヘキシジンに対するアナフィラキシー症例の報告が多い**[3]ので、クロルヘキシジンの使用に際しては注意が必要です。

クロルヘキシジンは皮膚吸着による抗菌力の持続効果が期待できます。

CVCに使用されている材質のポリウレタン（PU）は、アルコールなどの有機溶媒の使用が禁忌とされています。

ポリウレタン製カテーテルの添付文書には、「警告」として『アルコール等含有薬剤の使用によりカテーテルの強度が低下し、カテーテルに損傷を与えて亀裂や破断のおそれがある』と記載されています。

クロルヘキシジンアルコールは、ポリウレタン製カテーテル挿入部の皮膚消毒には使用してはいけないことになります。

この問題に対しては、実験的検討により『1％クロルヘキシジンエタノールは、通常のCVC挿入部管理における接触程度であれば、PU製カテーテルの強度に有意な影響は及ぼさない』ことを証明しました[4]。しかし、この実験の検討期間は30日間なので、これ以上の長期管理になる場合は気をつけてカテーテルを観察する必要があります。

この問題を気にしている方は少ないでしょうが、しかし、重要です。長期間、ポリウレタン製カテーテルの挿入部をクロルヘキシジンアルコールで消毒しながら管理する場合に

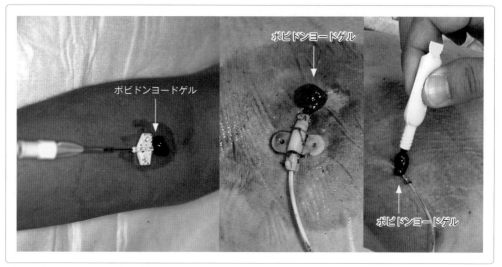

図2 カテーテル挿入部の消毒

かつてはカテーテル挿入部にはポビドンヨードゲルを塗布していた。しかし、現在はポビドンヨードゲルの使用は推奨されていない。

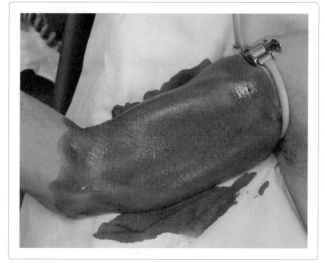

図3 PICC挿入時のポビドンヨードによる消毒

着色するため消毒のし残しがない。透明な消毒薬の場合には消毒のし残しが起こる恐れがあるので注意する必要がある。

は注意する必要があります。

CDCガイドラインの影響でCVC挿入部皮膚の消毒薬としては1％クロルヘキシジンアルコールが有効であるとの認識が広がっていますが、ポビドンヨードを否定するものではありません。ポビドンヨードにはポビドンヨードの利点があります。

ポビドンヨードは、乾燥する際に消毒効果が発揮されるのではなく、接触時間が重要です。2分以上の接触時間が必要です。

ポビドンヨードは、消毒した皮膚面が着色するので、どこを消毒したかがわかります。したがって、消毒し残しがないので非常に有用です（図2、3）。

ただし、ポビドンヨードは有機物が存在すると消毒効果が減弱するので注意が必要です。また、ハイポアルコールでポビドンヨードによる着色を除くと消毒効果を損なうことになります。フィルムドレッシングを貼付する際には、ポビドンヨードが乾燥するのを待つ必要があります。

「イソジンフィールド10%」は、63%エタノール含有ポビドンヨード製剤で、速乾性があります。「ポビドンヨードエタノール液10%」は綿棒タイプで、これも速乾性を有する製剤です。

② ドレッシング

1）ドレッシング材の種類

ドレッシング材には、以下のようなさまざまなタイプのものがあります（図4）。
　①パッド付不織布粘着テープタイプドレッシング
　②フィルムドレッシング
　③パッド付フィルムドレッシング
　④ゲルパッド付フィルムドレッシング

このようにさまざまなドレッシングが販売されていますが、刺入部の無菌性を保つことができれば、どのドレッシング材でもかまいません。

ただし、**PICC挿入部には、フィルムドレッシングの使用を推奨**します。透明なので、ドレッシング材を剥さなくてもカテーテル挿入部を観察できるからです。

パッド型ドレッシングでもいいと思います。カテーテル挿入部が見えないほうがいい、という患者さんもいます。

現在のフィルムドレッシングは水蒸気透過性が高い製品が多くなっていますが、発汗が多い場合にはパッド付のほうが有利な場合もあります。

フィルムドレッシングは貼付する際にしわができてしまうことがあるので、さまざまな工夫が施された製品が販売されています。フィルム周囲が不織布で補強された製品もあります。

2）ドレッシング管理

ドレッシング交換（カテーテル挿入部の消毒、ドレッシングの貼り換え）は、基本的には、**週1回実施することを推奨**しています。定期的に曜日を決めて、当該病棟の症例を一斉に交換する方法を推奨しています。輸液ラインも同時に交換します。

ドレッシング交換時には、カテーテル挿入部の固定の状態、膿汁や浸出液の付着、発赤や圧痛の有無などを観察します。

パッド付ドレッシングの場合は、ドレッシングを剥した後、パッドの表面の状態もチェックする必要があります。膿汁が付着していることがあります（図5）。

カテーテル挿入部を縫合固定していない場合、ドレッシングを剥がす時にカテーテルを抜浅／抜去しないよう、注意する必要があります。

ドレッシング交換日ではなくても、適宜ドレッシングの状態を観察し、剥がれかかっていればドレッシングを交換します。ドレッシングが剥がれてしまってカテーテル挿入部が露出することがないようにしなければなりません。

カテーテルの体外部分や輸液ラインが引っ張られたり捻じれたりすることがあります。PICCはカテーテル自体が非常に細くて柔らかいので、カテーテルが捻じれると、閉塞したりカテーテル体外部分が破損したりすることがあります。**必要に応じて、カテーテルの体外部分や輸液ラインをテープなどで補強**します（図6）。

カテーテルのACR（Accidental Catheter

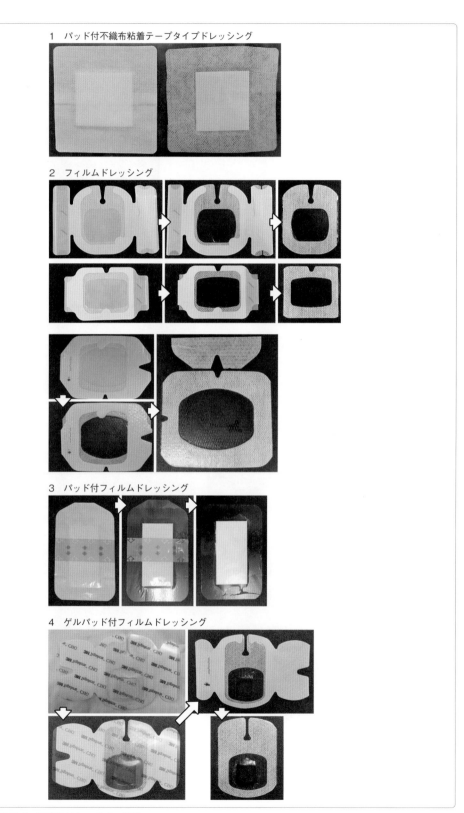

1　パッド付不織布粘着テープタイプドレッシング

2　フィルムドレッシング

3　パッド付フィルムドレッシング

4　ゲルパッド付フィルムドレッシング

図4　さまざまなタイプのドレッシング材

Removal：事故／自己抜去）の予防のため、衣類にカテーテルや輸液ラインを安全ピンや洗濯バサミで留めることは有効です。輸液ラインを含めて、ドレッシング貼付部分まで包帯で保護することも一つのACR予防対策です。高齢者などではACRのリスクが高いので、特に注意が必要です。

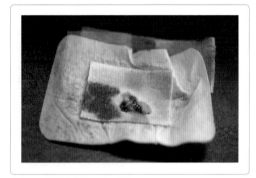

図5　ドレッシング側の膿汁の付着
PICC症例ではない。
CVC挿入部そのものは一見、きれいに見えた。パッド付ドレッシングを使用する場合には、パッド面もチェックする必要がある。

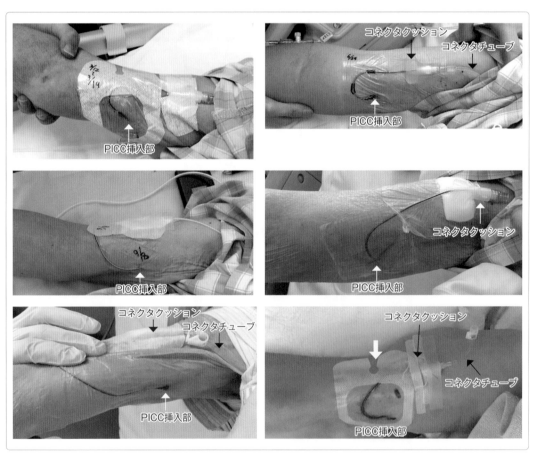

図6　ドレッシングの管理

輸液ラインの管理方法

① 輸液ラインの構成

　輸液ラインを適正に管理するためには、輸液ラインの構成・構造などに関する知識が必要です。

　輸液ラインの基本型は、輸液バッグに近いほうから、①導入針（瓶針）、②点滴筒（ドリップチャンバー）、③導管（導液チューブ）、④クランプ、⑤コネクタ（接続部）、から構成されています。これに、⑥側注用Y字管、⑦三方活栓、⑧インラインフィルタ、などが加わります（図7）。

1）導入針（瓶針、spike）

　輸液ラインの輸液バッグに接続する部分が導入針（瓶針）です。

　プラスチック針と金属針があります（図8）。金属製導入針は太いので、ゴム栓からのコアリングが問題です。針刺し防止、コアリングの問題を考慮してプラスチック針のほうがよく用いられています。

　導入針を輸液バッグのゴム栓に刺入して輸液ラインを接続しますが、**刺入する前には輸液バッグのゴム栓表面を消毒**しなければなりません（図9）。

　輸液バッグのゴム栓は、プラスチックフィ

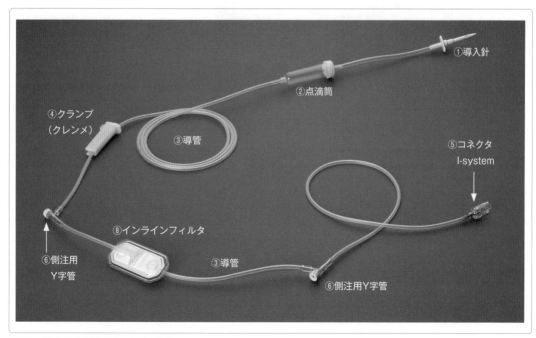

図7　**基本的な輸液ラインの構成**

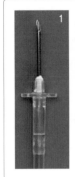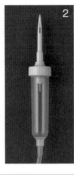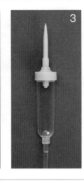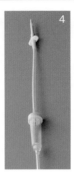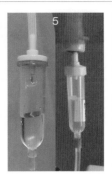

図8　導入針と点滴筒
①金属針
②プラスチック針、60滴/mL
③プラスチック針、20滴/mL
④導入針と点滴筒が連結管（導管）でつながっている
⑤点滴筒の液面は1/2から1/3が適正である

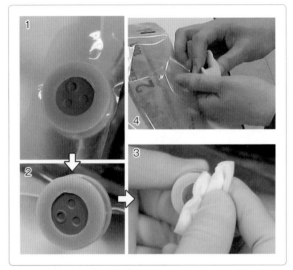

図9　輸液バッグのゴム栓
①プラスチックフィルム（シール）で被覆されている
②シールを剥がす
③ゴム栓の表面は無菌性が保証されているのではないので、酒精綿で
　念入りに消毒してから輸液ラインの導入針を刺入する
④酒精綿での消毒は約15秒間としている

ルム（シール）を剥がした直後であっても無菌性が保証されているのではありません。

　プラスチックフィルムとゴムの間に水分が存在しないため、加熱加圧された飽和蒸気が接触せず、したがって無菌保証できないのです。

　フィルムで保護されているため、無菌であ

る、接続する時に消毒は必要ないと考えている医療者もいますが、これは誤解です。

　フィルムを剥がした後、万一の汚染を防ぐためにも、導入針を刺入する前に輸液バッグのゴム栓を消毒用アルコールで消毒してください[5]。

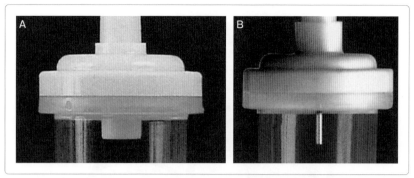

図10　点滴筒

Aは20滴/mL、Bは60滴/mL。一般的にAは成人用、Bは小児用（微量用）とも呼ばれる。Bでは1時間あたりの流量（mL）と「1分間の滴下数」は同じである。Aは1時間あたりの流量（mL）を3で割った数が1分間の滴下数になる。

2）点滴筒（drip chamber）（図10）

　輸液ラインにおける「液ため」で、輸液が滴下していることを確認する、滴下速度をチェックする、空気抜きをする、などの目的で組み込まれています。

　導入針と点滴筒が直結しているタイプと、導入針と点滴筒が連結管でつながっているタイプの2種類があります。

　点滴筒の液面は1/2から1/3が適正で、高すぎると滴下数の判定が難しく、低すぎると急速投与した時や斜めになった時に点滴筒の患者側輸液ラインに空気が入ってしまう恐れがあります。

　点滴筒内の1mLあたりの滴数は「20滴/mL」と「60滴/mL」の2種類に統一されています。点滴口の構造が20滴/mLと60滴/mLでは異なっており、60滴/mLには点滴口に細い鈍針がついています。

　投与する輸液によっては、**表面張力の変化により1滴の大きさ（滴容量）が変化**して、滴下数が同じでも実際の投与量が変化する可能性があるので注意が必要です。投与する輸液に脂溶性ビタミンのような界面活性作用を有する成分を含んだ薬剤が含まれていると、輸液の表面張力が低下し、1滴の大きさ（滴容量）が小さくなります（約90%）。したがっ

て、時間あたりの滴下数で流量を調整していると、実際の投与量が少なくなり、予定時間に終了しないことになります。

3）導管（チューブ、輸液ライン、tube、infusion line）

　基本的な材質としてポリ塩化ビニル（PVC）で構成された柔らかい透明なチューブです。導管には点滴速度を調節するためのクランプがついています。輸液ポンプに接続する部分にシリコーンゴムが使用されているものもあります。

　基本的な輸液ラインのチューブ材質はPVC製ですが、PVC単独ではチューブが硬くなるため、柔軟性をもたせるために可塑剤として従来はフタル酸ジ-2-エチルヘキシル（DEHP）が用いられてきました。しかし、DEHPは動物実験で精子形成能力の低下や細精管の萎縮などが報告され、2000年に精巣毒性を有する内分泌攪乱物質に指定されました。DEHPは脂溶性薬剤との接触により溶出するおそれがあるため、DEHPを含有しない輸液セットを使用するよう、該当薬剤の添付文書には注意喚起されています[6]。

　PVC用可塑剤としては、DEHPの代替としてトリメリット酸トリ-2-エチルヘキシル

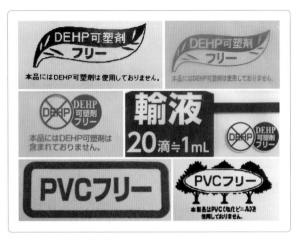

図11　PVCフリーの表示

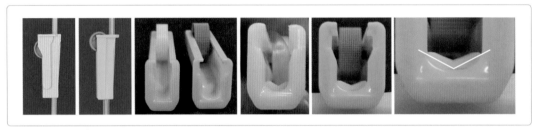

図12　クランプ
輸液の流量を調節する。車を移動させて輸液ライン（導管）を圧迫することによって輸液が通る部分を狭くする。V字型の溝が点滴速度を一定にするための工夫である。

（TOTM）が使用されています[7]。

　PVCフリーと称されている輸液セットには、PVC以外の材質としてポリブタジエン（PB）が用いられています（図11）。今後、輸液ラインの材質としては、DEHPフリーPVCからPVCフリーへと代わっていくと思われます。

　薬剤によっては輸液ラインの素材に対して吸着・収着という反応を起こすものがあるので、添付文書を確認する必要があります。また、薬剤と輸液ラインの材質の関係についても確認する必要があります。

　インスリンは輸液バッグ、インラインフィルタ、輸液ラインに吸着します。インスリンを輸液バッグに混注した場合、早期にインスリン濃度が低下し、期待した血糖低下が得られない場合があります。インスリンの投与開

始時には、血糖測定を厳密に行って、最適なインスリン量を設定していく必要があります[8]。

4）クランプ〈clamp〉（クレンメ〈Klemme〉）

　クランプは英語、クレンメはドイツ語です。現場ではどちらの用語も使われています。輸液ラインの途中に組み込まれ、流量を調節するのが役目です。

　輸液の流量がだんだん減って落下差が少なくなると点滴速度が遅くなります。このような現象が起きないよう、点滴速度の一定なクランプが必要です。

　ローラークランプは、車付きで、片側にV字型の溝のあるものが用いられています（図12）。

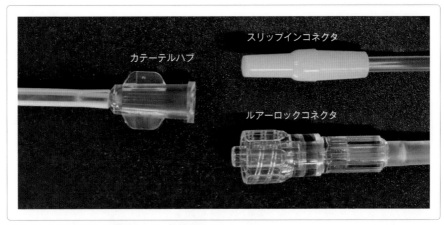

図13　カテーテルと輸液ラインの接続方式

スリップインコネクタとルアーロックコネクタがある。スリップインコネクタはカテーテルハブに差し込むだけで、摩擦力によって接続されている。自然に外れることがある。ルアーロックコネクタはネジによって留められているため、接続時にネジをきちんと締めておけば自然に外れることはない。したがって、CVCの接続部にはルアーロックコネクタを用いることが推奨されている。

5）コネクタ（接続部、connector）

標準的コネクタとしては、ルアーロックコネクタとスリップインコネクタがあります（図13）。

従来から普通に使われてきたスリップインコネクタは、接続部の嵌合力を摩擦だけに依存しているために、外力によって簡単に嵌合部分が外れることがあります。中心静脈カテーテルとの接続がはずれ、大量出血による死亡事故も報告されています。

ルアーロックコネクタは摩擦力に加えてネジ止めが加わるので簡単に外れることはありません。**CVCにはルアーロックコネクタを用いる**ことが推奨されています。

いわゆる「閉鎖式システム」と呼ばれるニードルレスコネクタが数多く開発されて使用されるようになってきています。

6）側注用Y字管（Y-site）

特にワンショット静注を行うために、輸液ラインの途中に取り付けられています（図14）。針を介して側注する方式です。

側注する場合、1/2インチ（約1.3cm）の長さの針を用いることを推奨しています（図15）。通常の1インチ（2.54cm）以上の針を用いるよりも、"針刺し"に対する恐怖感やリスクが軽減するからです。

輸液ラインの先端に翼状針を接続し、その針を側注用Y字管に刺入する方法で一時的な輸液投与（いわゆるスポット点滴）を行う方法もあります。無菌的に接続できるという利点があります。

7）三方活栓（three-way stopcock）

三方活栓は、側注用輸液ラインの接続やワンショット静注を行うために輸液ラインの途中に組み込んで使用されます（図16）。便利ですが、**感染源になりやすい**ので、CVCラインに三方活栓を組み込まないことはCRBSI予防の基本原則です。

現在、感染予防になると考えられて、三方活栓タイプのニードルレスコネクタも使われています（図17）。

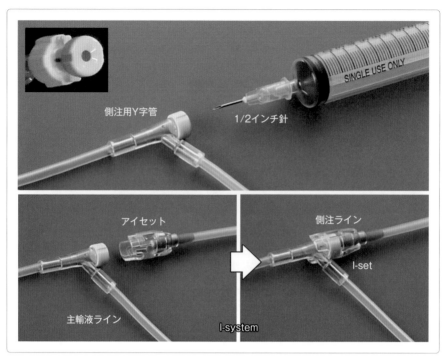

図14　側注用Y字管へのワンショット静注と側注ラインの接続
側注としてワンショット静注を行う場合、ゴム栓に刺す針は、1/2インチ（1.27cm）の短い針を用いて行う。
持続的に側注を行う場合はI-systemで接続する。一時的に輸液を側注する場合には翼状針などを用いる方法
もある。

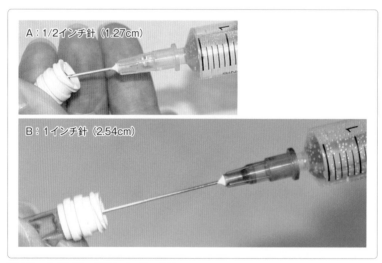

図15　1/2インチ針と1インチ針
通常はBの1インチ針が用いられているが、Aの1/2インチ針の使用を推奨している。長さが
半分になると、針刺しのリスクも小さくなるし、実施する医療者の恐怖感も軽減する。しか
し、この1/2インチ針はなかなか普及しない。針刺し防止対策としてリキャップ禁止も重要
であるが、針の長さにも注目するべきである。

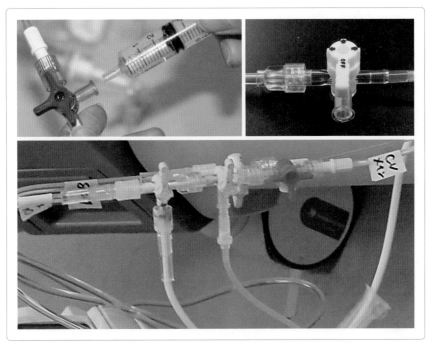

図16　三方活栓

側注としてワンショット静注を行ったり持続的に側注を行う場合に三方活栓が用いられる。非常に便利
な器具であるし、必要な器具であるが、感染のリスクを高めることは間違いない。感染させないという
意識で丁寧な感染対策を講じる必要がある。TPNラインには三方活栓は使用しない。

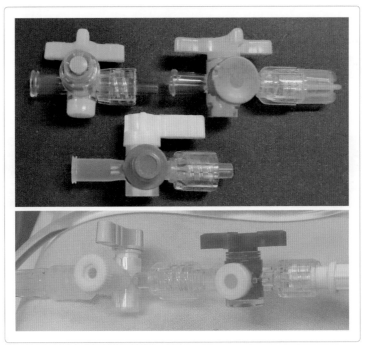

図17　ニードルレスコネクタ付三方活栓

種々のニードルレスコネクタ付三方活栓が使用されているが、使用する場合には全部を
ニードルレスコネクタ付三方活栓にしないと感染予防効果は限定的である。

8）インラインフィルタ（inline filter）

　輸液ラインの途中に組み込まれるインラインフィルタの目的は、①輸液内の微生物を捕捉する、②ガラス片やコアリングによって混入するゴムなどの異物や薬剤の配合変化による沈殿物を捕捉する、③空気塞栓を予防する、などです。

　CVCラインには、インラインフィルタをルーチンに組み込むことを推奨します。

　この目的に用いるのは孔径0.22μmのフィルタです。1.2μmのフィルタは脂肪乳剤用で、粗大化した脂肪粒子を捕捉することを目的として使用されますが、微生物を除去することはできません。TPN中、脂肪乳剤を輸液ラインの側管から投与する場合は、フィルタよりカテーテル側の側管から投与します（脂肪乳剤はフィルタを通過しないから）。

　フィルタにはエアベント（air vent：空気

抜き）があるので、静脈内に空気が入るのを阻止する機能もあります。**仮性菌糸を伸ばして増殖する*Candida albicans*が0.2μmのフィルタを通過する**ことが報告されています[9]。この現象は**非対称膜から構成されたフィルタを用いた場合**に起こります[10]。TPN溶液中では*Candida albicans*が増殖できるので、非対称膜フィルタは感染防止対策としては不十分です（図18、19）。

　対称膜から構成されたフィルタはカンジダの通過を完全に阻止することができます[11]。対称膜フィルタは細菌の通過も7日間、阻止できることが報告されています[12]。

　近年、輸液やさまざまな薬剤投与に関連した微粒子（ガラス片、プラスチック片、ゴム片、シリコーン粒子、薬剤の結晶、など）が生体の微小循環の機能障害に関連することが注目されています[13]。輸液や薬剤投与時、0.22

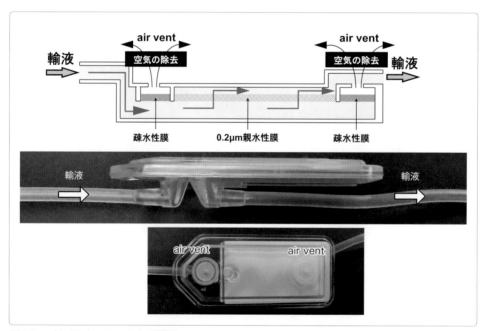

図18　インラインフィルタの構造
親水性膜が微生物および微粒子を除去する。疎水性膜によって空気が除去されるため空気塞栓の予防となる。

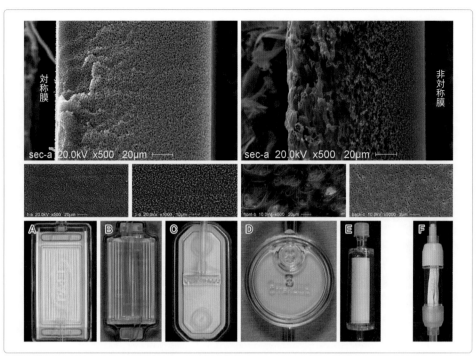

図19　インラインフィルタの構造と、対称膜および非対称膜の断面構造

フィルタ膜には、その構造が対称膜と非対称膜の2種類がある。上段左図が対称膜で、右図が非対称膜である。A,B,C
は対称膜、D,E,Fは非対称膜である。D,Eは流入側が多孔質層、流出側が緻密層になっている。Fは流入側が緻密層、
流出側が多孔質層になっていて、D,Eとは逆の構造である。これら6種類のフィルタは、いずれも規格としては0.22
μmのフィルタである。しかし、非対称膜から構成されているD,Eのフィルタは、*Candida albicans*（*C.albicans*）が
通過することが実証されている。Fは*C.albicans*の通過を阻止する。*C. albicans*はTPN輸液中で増殖することができ
るので、TPN輸液ラインには非対称膜は使うべきではない。対称膜は細菌の通過も阻止する。

μmのフィルタでろ過して微粒子の大部分を
減らすことが、臓器の機能維持に有効な可能
性があることが報告されています[14]。

② ニードルレスコネクタ（図20）

1）名称

ニードルレスコネクタ（needleless
connector：NLC、needle free connector：
NFC）は、もともと「針刺し防止対策」と
して開発されました。しかし、日本では「閉
鎖式輸液システム」や「閉鎖式注入ディバイ
ス」などの呼称が用いられ、誤訳となってし
まっています。呼称として「ニードルレス」
が用いられることはほとんどなく、「閉鎖式」
が一般的に用いられています。閉鎖式輸液シ

ステムに対して日本で使われている英語は
closed infusion systemですが、本来、closed
infusion systemは「輸液バッグ、通気針の不
要な軟質プラスチック容器」を示す英語で
す。欧米ではneedleless connectorに対して
closedという用語は用いられていません。誤
訳です。

この誤訳のために『ニードルレスコネクタ
は閉鎖式なので微生物が侵入しない、汚染し
ない、感染しない』と単純に考えられる傾向
があります。『ニードルレスコネクタは、感
染予防を目的とするクローズドシステムであ
る』という誤解を招いています。

**NLCは針刺し防止のために開発されたも
のであって、感染防止のために開発されたも
のではありません。**

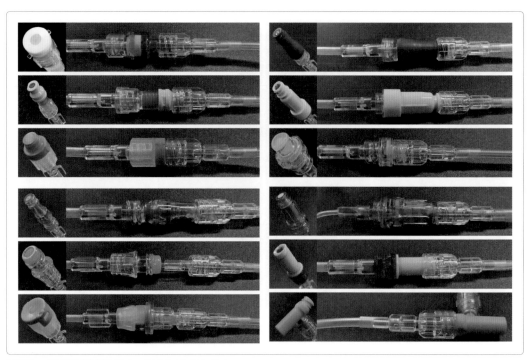

図20　非常に多種類のニードルレスコネクタ
ルアーロックコネクタをそのまま使える機種、間に特別な接続部品を加える必要があるもの、さまざまである。

しかし、針刺し防止目的で開発されたのではなく、感染防止のために開発された、言い換えると、『感染のリスクが高い三方活栓の代わりに、感染防止効果が高い器具として開発された』と考えている医療者が多いようです。いつから閉鎖式と命名されたのかは明らかではありませんが、誤訳であることは理解しておく必要があります。感染防止効果についても検討されていますが、あくまで二義的な効果として、です。

閉鎖式輸液システムではなく、ニードルレスコネクタという名称を用いるべきです。

■I-system

私が開発したI-systemは、ニードルレスシステムではありません。

I-plugでカテーテル側（メス側）を閉鎖状態として、針（I-set：オス側）をI-plugのゴム栓に刺入して接続する方式です。I-setは針

なので完全な閉鎖状態ではありません[15]が、いわゆる閉鎖式接続方式に最も近い接続システムといえます。

針で接続する方式ですが（図21）、針刺し防止機構がついているので、接続時に針刺しが起こることはありません。逆に、I-setの針には触れることがないので無菌的に接続できる構造になっています。I-plugを用いてワンショット静注を行う場合は、1/2インチの短い21ゲージ針をゴム栓部分に刺入します。側注する場合は、側注用Y字管に1/2インチの短い針を用います。側注用の輸液ラインもI-system[R]により無菌的に接続できます。

I-setの針もゴムキャップで閉鎖状態にしたCompletely Closed I-system：CCI-systemを開発しています（図22）。

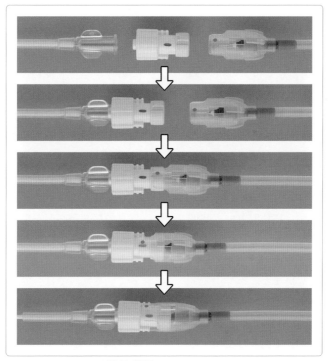

図21　I-systemの接続手順

カテーテルを挿入したら、その時点でカテーテルのハブをI-plugで閉鎖状態にしてしまう。ここは非常に重要である。カテーテルのハブを汚染させないうちにI-plugで閉鎖状態にしてしまう、という意味である。接続に際しては、輸液ラインの先端に組み込まれている針（I-set）をI-plugのゴム栓部分に刺入し、フードをひねってロックする。慣れると操作は非常に楽である。

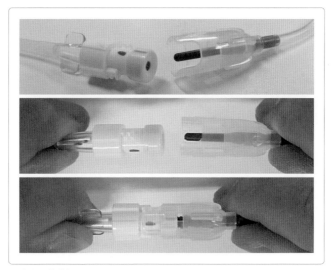

図22　CCI-system

オス側の針をゴムキャップで閉鎖状態にしている。接続時にはこのゴムを針が突き破ってI-plugに刺入することになる。オス側も閉鎖状態になるので、閉鎖式輸液接続システムといえる。

2）使用上の注意点

　ニードルレスコネクタの使用に際しては、**メス側の接続部表面の管理が重要**です。メス側接続部表面の管理法としては、wipe（ぬぐう）では不十分で、scrubする（ごしごしこする）べきだ、とされています。scrubの時間は15秒以上[16]という認識が広まっています。長くこすればこするほど感染予防効果がある、というものではありませんし、さまざまな検討結果がありますが[17]、15秒間[18]を目安としてもよいと思います。15秒間という時間は、結構長く感じられますが、ここの管理が非常に重要であることを意識づけるためにも徹底するほうがいいと思います。

　ニードルレスコネクタそのものの交換頻度は、輸液ラインを週1回交換するとした場合、1か月程度の留置期間であれば交換する必要はありません。CDCガイドラインでは『ニードルレス部品は、少なくとも輸液セットと同じ頻度で交換する。72時間以内に交換する利点はない』、『感染率を低下させるため、ニードルレスコネクタの交換は72時間を超えない頻度で、またメーカーが推奨する内容に従って実施する』と推奨されています。しかし、ニードルレスコネクタをこのような

頻度で交換するのであれば、通常の輸液ラインの接続方式（ルアーロックコネクタ）を用いている場合と同じ操作をしていることになるので、ニードルレスコネクタを使う利点がないことになります。

　ニードルレスコネクタは理論的背景を理解した上で使用することが重要です。不適切な使用方法によって感染のリスクを高めることになっている可能性があります[19]。また、ニードルレスコネクタを用いるために新たな器具の接続が必要な場合には、逆に感染の機会が増えることもあります。側注を行うための方法としてニードルレスコネクタが導入されている施設では、安易に側注を行うことになって感染率が高くなる場合もあります。

　わが国で使用されている8種類のニードルレスコネクタの微生物侵入のリスクについて実験的検討を行いました（図23）。条件によっては高率に微生物が侵入するニードルレスコネクタがあることが明らかとなりました[20]。ニードルレスコネクタを使えば接続部からの微生物侵入を阻止できると安心しないこと、ニードルレスコネクタの機能を過信しないことが重要です。

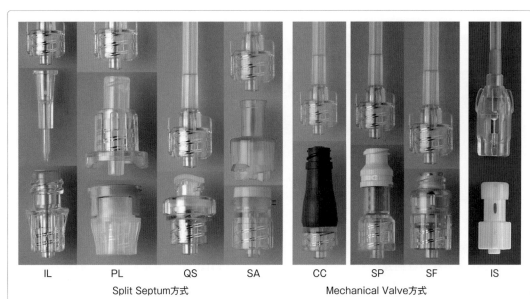

	IL	PL	QS	SA	CC	SP	SF	IS

Split Septum方式　　　　　　　　　　Mechanical Valve方式

検討対象：8方式。IL、PL、QS、SAはsplit septum方式で、SP、SFはmechanical valve方式である。CCは両方の要素を取り入れているが、一般的にはmechanical valve方式とされている。ISはニードルレスコネクタではなく、針で接続する方式である。

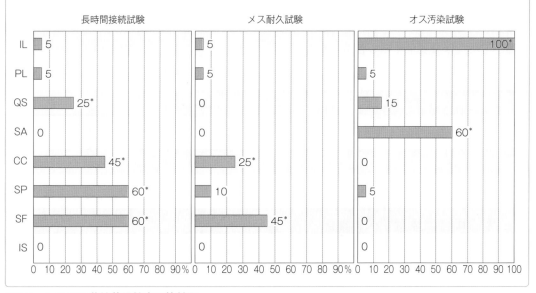

長時間接続試験　　　　　　メス耐久試験　　　　　　オス汚染試験

図23　セラチア菌培養陽性率の比較図

長時間接続試験（120時間接続後）、メス耐久試験（70回の交換操作後）、オス汚染試験（オス側を細菌汚染させる）におけるセラチア菌侵入率を示す。どの機種も、条件によってはセラチア菌が侵入した。いずれの試験でもセラチア菌が侵入しなかったのはISだけであった。

TPN実施中の輸液・薬剤の投与

PICCは非常に便利な中心静脈カテーテルですが、管理方法によってはさまざまな問題が生じ、抜去せざるをえなくなります。何回も言っているように、「PICCは感染しない」と考えて管理するのは間違いです。①CVCを大事に使う、②閉塞や感染などの合併症を起こさず、目的とする期間、CVCを使う、という意識で管理しなければなりません。基本的には、以下のような点を常に意識して管理します。

- ■CVCからは必要最小限の輸液・薬剤しか投与しない
- ■末梢静脈カテーテル（PVC）を挿入して積極的に使用し、CVCからはPVCから投与できない輸液・薬剤を投与する
- ■CVCを多目的に使用すると感染のリスクが高くなる

① TPNラインに側注の形で投与する場合に注意すべき薬剤

1）亜硫酸塩：静脈栄養輸液には、酸化・着色防止を目的に添加されている亜硫酸塩によって分解される薬剤がある
- ①ビタミンB_1
- ②メシル酸ガベキセート（FOY）
- ③メシル酸ナファモスタット（フサン）
- ④アンピシリン、イミペネムなどの抗菌薬
- ⑤フルオロウラシル、シスプラチンなどの抗悪性腫瘍薬

2）薬液のpH
混合することによって、酸塩基反応が起こって、白濁・混濁・沈殿が生じる薬剤がある
- ①pHが高い：ソルダクトン、オメプラール
- ②pHが低い：ペルジピン

3）非水溶性溶媒を添加している薬剤
主薬を溶解させるためにアルコール類などの非水溶性溶媒を添加している薬剤では、混合によって非水溶性溶媒が希釈されることになり、溶解度が低下して主薬が析出して混濁する
- ①ジアゼパム
- ②フェニトイン
- ③フェノバルビタール

4）カルシウムやマグネシウムを含む薬剤
ロセフィン（セフトリアキソン）は、カルシウムを含有する注射剤または輸液と同時に投与すると難溶性カルシウム塩を形成する

② 脂肪乳剤の投与方法

TPNを実施する場合には、基本的に脂肪乳剤は投与しなければなりません。「必須脂肪酸欠乏症予防のために脂肪乳剤を投与しなければならない」と認識している医療者が多いようですが、「**生体の健常な代謝のために脂肪乳剤を投与する必要がある**」と認識すべきです。

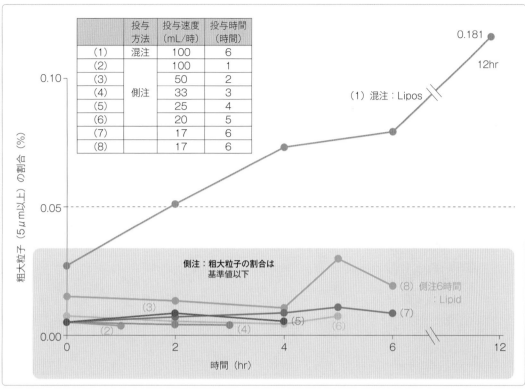

	投与 方法	投与速度 (mL/時)	投与時間 (時間)
(1)	混注	100	6
(2)		100	1
(3)		50	2
(4)	側注	33	3
(5)		25	4
(6)		20	5
(7)		17	6
(8)		17	6

図24　脂肪乳剤の投与方法
（1）はTPN輸液に脂肪乳剤を混合した場合で、2時間が経過すると粗大粒子の割合が基準値の0.05％を越える。イントラリポスの添付文書に示すように、混合してはいけないことを示している。（2）から（8）は脂肪乳剤をTPN輸液ラインに側注した場合の粗大粒子の割合を示している。TPN輸液と脂肪乳剤の接触時間が最も長い（7）、（8）でも粗大粒子の割合は基準値以下であった。

　わが国で使用可能な唯一の脂肪乳剤であるイントラリポス添付文書には「重要な基本的注意：本剤に他の薬剤を混合しないこと」と記載されています。主な理由は、脂肪乳剤の粒子が凝集して粗大化することです（**図24**）。

　TPNを実施する場合、**脂肪乳剤は、TPNラインに側注の形で並列で投与**します。

　問題と考えられているのは、脂肪乳剤の粒子の凝集と感染です。

　TPNラインに側注の形で投与する場合、〔TPN輸液と脂肪乳剤を混合することになる〕と解釈される場合があります。しかし、側注の形で投与する場合、脂肪乳剤の粒子は粗大化しないことは証明されています[21]。

　脂肪乳剤を投与すると感染率が高くなると考えている医療者が多いようです。感染する機会は、脂肪乳剤の輸液ラインをTPNラインに側注の形で接続する時です（**図25**）。この時にいかにして汚染させないようにするか、そこが重要です。そこで、TPNラインの側注用Y字管にI-systemで接続して脂肪乳剤を投与する方法を推奨します。

　脂肪乳剤投与に用いた輸液ラインは、投与が終了したら外して廃棄します。TPNの輸液ラインはそのまま使用しますが、**脂肪乳剤投与に用いた輸液ラインは、そのつど側注用Y字管から外して廃棄**します。

　CVポートを用いて脂肪乳剤を投与する場合、投与終了後には生理食塩液20mLでフラッシュし、ポート内に脂肪乳剤が残らないようにすることが重要です。脂肪乳剤が残らないように、という意識で、強く圧をかけ

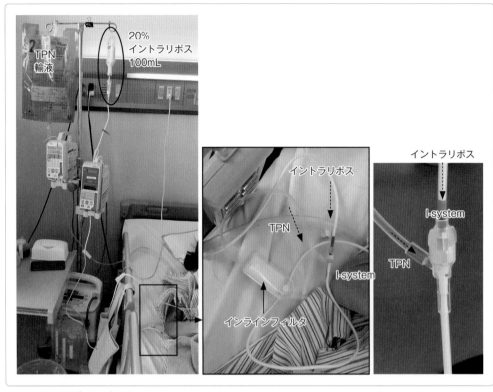

図25　PICCを用いたTPN

脂肪乳剤はフィルタの患者側にI-systemで接続している。側注ラインを接続する時の汚染に対して最大限の注意を払う必要がある。

て、パルシングフラッシュを実施します。

　PICCを用いて脂肪乳剤を投与する場合、投与終了後に生理食塩液によるフラッシュが必要かどうかは、議論のあるところです。この操作の際に、接続部を汚染させるリスクがあるからです。

　I-systemを使えば、側注用Y字管からの生理食塩液フラッシュを無菌的に実施することができます。

　投与速度は、原則として、**20%脂肪乳剤は〈体重÷2〉mL/時よりゆっくり投与**します。体重が50kgの場合、25mL/時より遅い速度で投与するのが基本です。20%イントラリポス100mLは、4時間以上かけて投与します。

③　輸血、採血

　PICCはカテーテルなので、もちろん輸血も採血も可能です。しかし、感染予防の面から、また、カテーテル閉塞のリスクを考えた時、**輸血も採血も行わないほうがいい**と思います。確かにカテーテルとしては輸血も採血もできるのですが、**多目的使用となることにより感染率が高くなるとの認識が必要です。**

　血液疾患症例のように、輸血、採血を行うことを主目的としてPICCを使用する場合もあります。この場合、徹底した感染対策を講じるという前提で実施しなければなりません。「便利」というだけの考えで使用すると、CRBSI発生率が高くなってしまいます。

1）輸血（表1）

PICCは50〜60cm前後の長さであり、内腔も細いので、輸血をする場合の抵抗が大きいのが問題です。末梢静脈カテーテルからの投与のほうが、カテーテルの長さが短いために抵抗が小さいので、閉塞のリスクも小さいといえます。

ダブルルーメン／トリプルルーメンの場合には、より内腔が細くなるので閉塞のリスクが大きくなります。

PICCからTPN輸液が投与されている場合、輸液ルート内に残る輸液などの影響により、凝固などのリスクが高くなります。

TPN輸液は浸透圧が高いので、同時に投与すると赤血球が凝集してしまいます。その結果、凝集した赤血球が輸液ラインやカテーテルに付着し、カテーテルが閉塞しやすくなると同時に、微生物が増殖しやすくなります。

血液の成分であるタンパク質なども輸液ラインやカテーテルの壁に付着して感染源となります。

原則として、PICCからは輸血はしないようにすべきです。

余談ですが、CVポートから血液製剤を投与すると、血液中のタンパク質成分などがCVポートの内室に付着し、生理食塩液でフラッシュしても洗い流すことは困難です。その結果、閉塞や感染のリスクが高くなります。

2）採血（表2）

血液疾患などの治療においては、頻回の採血や末梢静脈カテーテルの挿入などのために、静脈が閉塞したりして使えなくなることが多いことは間違いありません。そこで、PICCから採血する必要がある、となります。

PICCから採血する場合、カテーテルが閉

表1　輸血実施手順

1．CVCラインのTPN輸液、電解質輸液を止める
2．側注用Y字管／側注用三方活栓などを消毒用エタノールで消毒する
3．生理食塩液（50mLまたは100mL）を充填した輸血用ルートを接続する
4．生理食塩液を滴下させて、接続部分より患者側のTPN輸液、電解質輸液などを洗い流す
5．生理食塩液を血液製剤に交換して輸血を開始する

6．輸血終了後は生理食塩液でTPN用ラインを十分に洗浄し、ライン内に血液が残らないようにする
7．側注用Y字管部分の輸血用ルートをはずし、TPN輸液を再開する

表2　採血実施手順

1．輸液ラインとカテーテルの接続をはずす
2．カテーテルの接続部を消毒用エタノールで念入りに消毒する
3．5mLの生理食塩液を充填したシリンジを接続し、生理食塩液でカテーテル内をフラッシュした後、5mL程度の血液を逆血させる（この血液は廃棄する）
4．別の採血用注射器を接続して必要量の採血を行う

5．採血終了後は生理食塩液でカテーテル内を十分に洗浄し（通常10mL）、カテーテル内に血液が残らないようにする
6．カテーテルの接続部を消毒用エタノールで念入りに消毒して、輸液ラインを再接続する
＊この操作により、カテーテル接続部を汚染させないよう、細心の注意を払って実施する

塞しないよう、注意深く、迅速に実施する必要があります。投与している輸液の影響を受けないような手技が必要です。特に、ダブルルーメンで輸液を投与している場合には要注意です。

また、CICC用カテーテルでは開口部の位置が少しずつ間隔をとっているので輸液や薬剤相互の反応が起こらないような構造になっていますが、PICCのダブルルーメン／トリプルルーメンでは開口部が同じ位置になるので、絶対に投与している輸液・薬剤をすべて中断してから採血しなければなりません。

検査値に異常が起こらないような手技で実施する必要があります。投与中の輸液を止める、生理食塩液でカテーテル内をフラッシュする、十分な量の血液を逆血させて廃棄する、これを確実に実施し、一つでも検査値が異常と判断できる場合は再検する、などを徹底する必要があります。

④ 輸液の選択

PICCはCVCなので、静脈栄養を実施する場合にはTPN輸液を使用します。PICCのラインからPPN輸液（ツインパル、パレセーフ、ビーフリード、パレプラス、エネフリード）を投与してはいけません。PICCからのPPN輸液の投与は**適用外使用**です。PPN輸液の添付文書には「末梢静脈内に点滴静注する」と明記されています。

PICCの使用目的に、末梢静脈ルートの代わりとして、があります。そのため、「だからPPN製剤を使う」となります。特に、PPN輸液を末梢静脈ルートから投与して頻回に静脈炎を起こすからPICCを使用する、という場合には、そのままPPN輸液を使用することが多いようです。しかし、**PPN輸液を使うのは適用外使用**です。

PPN輸液には、微生物で汚染すると増殖速度が速いという特徴があります。末梢静脈ルートの場合、CDCガイドラインでは72〜96時間以内に交換することを支持するエビデンスはないと記載されているため、問題が起こった時に入れ換えればよい、とされています。しかし、『静脈経腸栄養ガイドライン－第3版』では、PPN輸液による感染防止対策としては、96時間以内にカテーテルおよび輸液ラインを交換することが推奨されています。

PPN輸液をCVCであるPICCを用いて投与する場合、カテーテルも輸液ラインも96時間以上使用することになります。そうすると、感染率が高くなるはずです。

PICCの先端を鎖骨下静脈や腋窩静脈内、あるいは上腕の範囲内にある静脈にとどめて、末梢静脈ルートとして管理するという考え方もありますが、カテーテル留置期間が96時間以上になるのであれば、このカテーテルからPPN用輸液を投与するべきではありません。CRBSI予防対策として考えたら当然のことでしょう。

PICC留置期間中の合併症とその対策

Ⅰ．PICC留置期間中の合併症

1 静脈炎

　肘PICCでは静脈炎の発生率が高いが、上腕PICCでは静脈炎の発生率は低い、と認識しています[22]。

　医療法人川崎病院で管理した568本中、血栓性静脈炎のためにカテーテルを抜去したのは1本（0.2％）だけでした[23]。上腕の尺側皮静脈をエコーガイド下に挿入したのですが、挿入後15日で血栓性静脈炎が発生しました。カテーテル周囲の発赤と腫脹を伴っただけで、全身性の発熱は認められませんでした。しかし、局所の疼痛を強く訴えたため、カテーテルは抜去しました。

　一般的な対応は、抗炎症剤の内服と局所の温罨法です。感染を伴っていなければ、この対応で炎症が消退し、継続して留置できる場合もあります。感染との鑑別が重要です。肘PICCの場合は、挿入後数日で発症することが多いと、かつての経験から認識しています。

　局所の問題でおさまれば、対症療法で様子をみるのが一般的な対応です。抗炎症剤の内服と温罨法で炎症が消退して継続使用できた症例と、疼痛のために患者さんの希望で抜去せざるをえなかった症例がありました。

2 カテーテル関連血流感染症

　CRBSIが発生した場合は、PICCだから特別にと考える必要はありません。

　CVCとして以下のように診断して対応します。

- ■血液培養を行い、熱型などからCRBSIがどの程度疑われるかを判断する。
- ■同時に他の感染源の検索（一般血液検査、尿検査、胸部X線撮影、膿瘍の存在等の検索）を行う。
- ■他に感染源が考えられない場合は、カテーテルを抜去する。
- ■血液培養の結果で原因菌を検索し、必要に応じて抗菌薬を投与する。
- ■再挿入が必要な場合は、原則として48時間の観察期間をおいて、解熱したことを確認してから再挿入ずる。

　いたずらに抗菌薬の投与のみで経過観察することによって、カテーテル抜去が遅れて全身性の菌血症に至らないように注意する必要があります。

　CRBSIを強く疑う場合、PICCは安全に挿入できるのだからと考えて、抜去を躊躇しないことも重要ですし、逆に考えるとPICCの利点でもあります。

③ ACR（事故／自己抜去：accidental catheter removal）、破損

ACRは起こらないようにと注意していても起こります。

カテーテルの全長が抜去されたかの確認が重要です。カテーテル先端の形状、長さをチェックし、胸部X線撮影で体内にカテーテルが残っていないことを確認します。

カテーテルが抜浅した場合は、その程度にもよりますが、カテーテルは抜去するほうがいいと思います。カテーテルが破損した場合、新しくコネクタチューブだけを交換して継続使用できる場合もありますが、破損部で汚染していると判断したら、抜去するほうがいいと思います。

カテーテルがドレッシングで覆われていない部分があると（裸の状態といいます）、破損のリスクが高くなるので、テープやドレッシングで被覆します。

④ カテーテルの閉塞

輸血、採血、配合変化がある薬剤の投与などによってカテーテル閉塞のリスクが高くなります。輸血、採血はカテーテルが閉塞する重要な要因です。

カテーテルの折れ曲がりがカテーテル閉塞の要因となることがあります。カテーテルの固定に注意が必要です。上腕PICCでは、肘を曲げた時にカテーテルがキンクする（折れ曲がる）ことがないように固定します。肘に近い部位にカテーテルを挿入するとこの問題が起こりやすいので、カテーテル挿入時に気をつける必要があります。

Ⅱ. PICCを用いたTPNを実施する場合の管理方法の実際

① ドレッシング管理

ドレッシング交換は、基本的に週1回実施するようにします。図26に手順を示します。

② 輸液ラインの管理

基本的な考え方は、以下のとおりです。
・輸液ラインは、インラインフィルタ、側注用Y字管（ニードルレスコネクタ）などがあらかじめ組み込まれた一体型を用いる。
・輸液ラインの交換は週1回、ドレッシング交換と同時に実施する。
・カテーテルと輸液ラインを接続する場合には消毒用アルコールを用いる。ニードルレスコネクタの表面の消毒にも消毒用アルコールを用いる。
・側注ラインはI-systemを用いて側注用Y字管に接続する。ニードルレスコネクタを用いる場合は接続部表面を厳重に消毒し、側注用輸液ラインの接続部を汚染させないように注意する。

輸液ラインの交換手順を図27-1、2に示します。

その他の輸液（電解質輸液など）をTPNラインに側注の形で投与する場合は、インラインフィルタの輸液側に接続し、フィルタを介して投与します。フィルタを介して投与できない輸液（脂肪乳剤を含む）や薬剤は、フィルタの患者側に接続して投与します。側注ラインをTPNラインに接続する時、接続部を汚染させないように注意します。

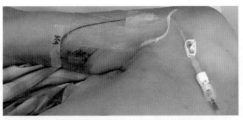

①PICC挿入部を透明ドレッシングの上から観察する

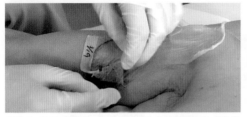

②カテーテルを抜去・抜浅しないように注意しながらドレッシングを剥がす

③再度PICC挿入部を観察する

> カテーテル刺入部の状態を観察する（発赤、膿汁、浸出液、圧痛などの有無）。縫合固定している場合には縫合糸の状態を観察する。
> （アルコール綿棒や酒精綿を用いて刺入部の皮脂などを拭い取る）

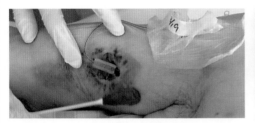

④ポビドンヨードでPICC挿入部を消毒する

> ドレッシングの面積を考慮してカテーテル刺入部および周囲皮膚を消毒する（ポビドンヨードの場合には消毒後、2分間以上待ってからドレッシングを貼付するが、待っている間に輸液ラインを交換する）。

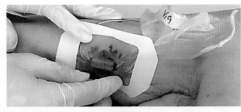

⑤フィルムドレッシングを貼付する

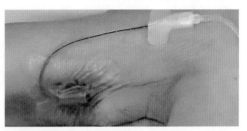

⑥カテーテルが自然な走行になるよう、コネクタクッションを適正な位置に置く

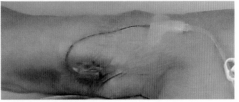

⑦ドレッシングの外になるカテーテルとコネクタクッションを透明テープで固定する

> 輸液ラインをテープで固定し、輸液ラインが引っ張られてもカテーテルに直接の引っ張り力がかからないようにする。

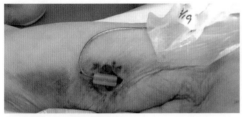

⑧ドレッシング交換完成

図26　ドレッシング交換の手順

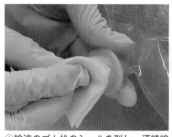

①輸液のゴム栓のシールを剥し、酒精綿でゴム栓の表面を消毒する

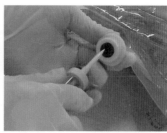

②輸液を下にして、上方向から導入針をゴム栓に刺入する

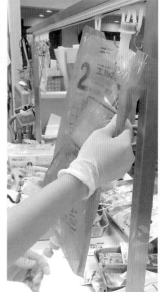

③輸液を吊るす

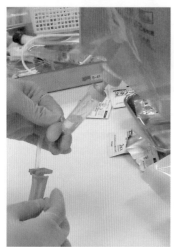

④点滴筒の1/2～1/3まで輸液を満たす

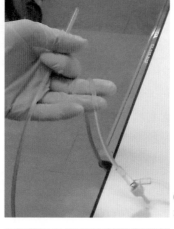

⑥側注用Y字管内の空気を除きながら輸液を充填していく

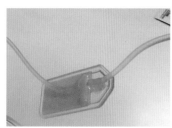

⑤インラインフィルタに輸液を充填する

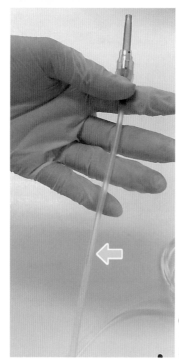

⑦輸液はラインの先端まで満たさないように、先端からあふれさせないようにする

図27-1　輸液ラインの交換手順①

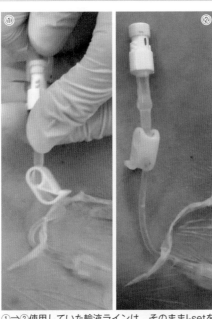

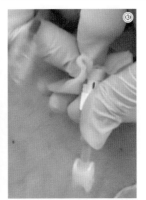

③I-plugのゴム栓を擦って消毒する

①⇒②使用していた輸液ラインは、そのままI-setを外す（フードをひねってから針を引き抜く）。

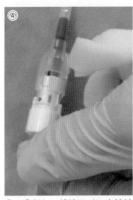

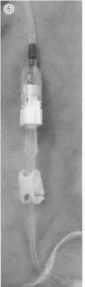

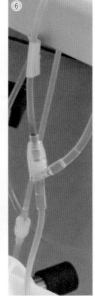

④⇒⑤新しい輸液ラインを接続する（I-setの針をゴム栓に刺入してフードをひねる）。その後、輸液ポンプにセットする

⑥側注する電解質輸液のラインは、側注用Y字管にI-setを用いて接続する

図27-2　輸液ラインの交換手順②

　NSTの普及とともに、経腸栄養が優先的
に選択されるという栄養管理の原則に則った
管理が行われるようになってきていました
が、静脈栄養を避ける傾向が非常に強くなっ
ています。同時に、静脈栄養の管理レベルの
低下が懸念されています。

　TPNには常に感染のリスクがつきまとう
し、PPN製剤は汚染すると微生物の増殖が速
いという特徴があります。そのため、感染管
理の面から、「TPNは感染しやすいから」
「PPN輸液は汚染すると血流感染を起こしや
すいから」という理由だけで、必要な症例に
対してもTPNやPPNを避ける傾向が出現し
ています。しかし、適切な栄養管理を実施す
るために感染対策を行っているのであって、
感染しやすいからTPNやPPNを避けるとい
うのでは、本末転倒です。栄養管理として
TPNやPPNが必要なのだから、感染対策を
行わなければならないのです。

　PICCは患者さんにやさしいCVCであるこ
とは間違いありませんが、きちんと管理しな
いと感染率が高くなることを理解しておかな
ければなりません。PICCは、きちんと管理
すればCICCよりも安全に、低い感染率で管
理できる可能性も高く、挿入時の安全性は高
く、患者さんの恐怖感を軽減できることは、
非常に大きな利点です。

　上腕PICC法は、挿入時に重篤な合併症が
発生しない、感染率は高くならない、患者の
恐怖感を軽減することができる、という大き
な利点があります。患者さんにとっても、医
療者にとっても非常に大きな利点です。もっ
と積極的に上腕PICC法が多くの施設におい
て導入されるべきです[24]。上腕PICC法を導入
することにより医療のレベルアップが実現で
きることを実感できるはずです。

引用文献

1　今沢隆, 小室裕造, 井上雅博, ほか：グルコン
酸クロルヘキシジン使用後にアナフィラキシー
ショックを起こした1症例. 日形会誌 2003; 23:
582-588

2　寺澤悦司, 長瀬清, 増江達彦, ほか：抗菌コー
ト中心静脈カテーテルにより繰り返しアナフィ
ラキシーショックを呈した症例. 麻酔 1998; 47:
556-561

3　高橋敦子, 小林寛伊, 大久保憲：クロルヘキシ
ジングルコン酸塩によるアナフィラキシー反応.
医療関連感染 2009; 2: 18-19

4　井上善文, 井上博行, 須見遼子：1%クロルヘキ
シジンエタノールのポリウレタン製カテーテル
に与える影響についての実験的検討. 新薬と臨
床 2014; 63: 1894-1901

5　日本静脈経腸栄養学会編：静脈経腸栄養ガイド
ライン第3版. 照林社, 東京, 2013: pp82

6　畑中由香子, 飯森惠美子, 長谷川敏紀, ほか：
可塑剤DEHPを溶出する恐れのある注射薬におけ
る輸液セットの対策についての一考察—医療施
設の現状調査および看護師の意識調査—. 医療
薬学 2006; 32: 754-762

7　田中睦子, 河野健治, 花輪剛久：トリメット酸
トリ2-エチルヘキシルを可塑剤として含有するポ
リ塩化ビニル性チューブ使用時における医薬品
の含量低下. 医療薬学 2003; 29: 711-714

8　熊谷岳文, 木平孝高, 藤村よしの, ほか：中心
静脈栄養用輸液に混注されたインスリンの含量
変化に関する検討. 薬学雑誌 2020; 140: 577-584

9　遠藤善裕, 岡徹, 岡藤太郎, ほか：高カロリー
輸液時使用の0.22μmフィルターの真菌通過性の
検討. 外科と代謝・栄養 1983; 17: 466-468

10　井上善文：0.2μm輸液フィルターの膜構造と
*Candida albicans*除去能に関する検討. 外科と代
謝・栄養 1983; 42: 11-18

11　井上善文, 石井一成：0.2μm輸液フィルターの
*Candida albicans*除去能に関する実験的検討. 外
科と代謝・栄養 2008; 40: 229-237

12　井上博行, 井上善文, 加藤洋一：0.2μm対称膜
輸液フィルターの細菌通過阻止能に関する実験
的検討. Med Nutr PEN Lead 2018; 2: 82-86

13　Jack T, Boehne M, Brent BE, et al: In-line
filtration reduced severe complications and
length of stay on pediatric intensive care unit: a
prospective randomized controlled trial.

Intensive Care Med 2012; 38: 1008-1016

14 Sasse M, Dziuba F, Jack T, et al: In-line filtration decreases systemic inflammatory response syndrome, renal and hematologic dysfunction in pediatric cardiac intensive care patients. Pediatr Cardiol 2015; 36: 1270-1278

15 Inoue Y, Nezu R, Matsuda H, et al: Prevention of catheter-related sepsis during parenteral nutrition: effect of a new connection device. J Parent Ent Nutr 1992; 16: 581-585

16 Lockman JL, Heitmiller ES, Ascenzi JA: Scrub the hub! Catheter needleless port decontamination. Anesthesiology 2011; 114: 958

17 Rupp ME, Yu S, Huerta T, et al: Adequate disinfection of a split-septum needleless intravascular connector with a 5-second alcohol scrub. Infect Control Hosp Epidemiol 2012; 33: 661-665

18 Kaler W, Chinn R: Successful disinfection of needleless access ports: a matter of time and friction. JAVA 2007; 12: 140-142

19 大西沙緒理，坂田顕文，横山能文，ほか：閉鎖式輸液システム（メカニカルバルブ）による中心静脈カテーテルの検討. 岐阜市民病院年報 2009; 29: 1-4

20 井上善文，井上博行，須見遼子：ニードルレスコネクターおよびI-systemRにおける微生物侵入の可能性に関する実験的検討. 日静脈経腸栄会誌 2015; 30: 798-803

21 井上善文，桂利幸，國場幸史，ほか：脂肪乳剤を中心静脈投与ラインに側管投与する方法の安全性－脂肪粒子径からの検討. 静脈経腸栄養 2014; 29: 863-870

22 井上善文：末梢挿入式中心静脈カテーテル（PICC）の挿入と管理上のコツ. 臨床栄養 2010; 126: 858-865

23 井上善文，阪尾淳，柴北宗顕，ほか：上腕PICC 568本の管理成績―延べ留置日数21,062日間―. 消化器の臨床 2015; 18: 107-118

24 井上善文：PICC. 臨床栄養別冊JCNセレクト4 ワンステップアップ静脈栄養. 2010; 33-39

目的とする期間、カテーテルを使用するには、留置期間中の管理が重要！

　批判的なコメントだ、とお叱りを受けるのを覚悟で言わせていただくと、医師はカテーテルの挿入には興味があるが、留置期間中の管理にはあまり興味がない。留置期間中のドレッシングや輸液ラインの管理は自分の領域ではないと思っているのであろう。しかし、留置期間中の管理は重要である。航空機は、離着陸さえ乗り切れば、あとの時間は限りなく安全に近いと言われる。しかし、カテーテル管理は、留置期間中の管理のほうが重要である。挿入を安全に、確実に行う、無菌的方法で挿入する、これは当然である。また、留置期間中の管理を考えて挿入しなければならない。

　CVポートに関する演題が集まった学会に参加したが、演題のほとんどは挿入・留置に関するものであった。この方法であれば、挿入時の合併症は非常に少ない、これだけの短時間で挿入できる、こんなにたくさん留置している、という内容がほとんどであった。留置期間中の輸液・薬剤投与方法、感染予防対策をどのように講じているのかなどについての言及はほとんどなかった。それなのに、化学療法目的と栄養管理目的でのカテーテル管理の成績を比較し、栄養管理目的のほうが感染率は高いと結論づけている。「栄養管理目的の場合の輸液ラインなどの管理はどのようにしているのか？」と質問したところ「知らない、看護師が実施している」との回答であった。化学療法の場合、抗悪性腫瘍薬の中では微生物はほとんど生存できない（井上善文，他：Med Nutr PEN Lead 2020; 4: 128-135）。TPN輸液中では、*Candida albicans*などの真菌類は増殖できるが、細菌は増殖できない。しかし、細菌も6時間程度は生存できる（井上善文，他：Med Nutr PEN Lead 2020; 4: 164-169）。輸液の性質が感染率に影響していることは明らかである。だから、栄養管理目的にCVポートを使う場合は、より厳重な無菌的管理を実施しなければならない。そういう管理をして、初めて両者を比較できるのだと思っている。

　PICCも同様である。エコーガイド下のテクニックについての発表は多いが、留置期間中の管理方法についての議論は少ない。その状況でPICCのほうが感染率は低いと思い込んでいる、これはおかしいと言わざるを得ない。「PICCは感染率が低い」のではない。無菌的管理を実施しなければ、感染率を低くすることはできない。逆に、PICCは感染率が低いとの認識のもと、管理が多少ゆるくなってもいいと考えて無菌的管理を徹底しなければ、逆にCICCよりも感染率が高くなることは間違いない。

　本書では、留置期間中の管理についてもかなり多くのページを使って解説した。ドレッシングのこと、輸液ラインの構造や使い方、輸液の管理方法、そして脂肪乳剤の投与方法についても詳細に解説しているので、留置期間中の管理にもぜひ力を入れていただきたい。留置期間中の管理はきわめて重要なのである。

第 6 章

PICCを用いた
TPNナビゲータ

症例でみる、PICCを用いたTPN

この章では、比較的安定している症例に対し、PICCを用いたTPN実施についてナビゲートします。

1 症例紹介

62歳、女性、身長158cm、体重38kg、BMI 15.2。子宮頸癌に対する手術後、放射線療法を受けている。放射線腸炎および腹痛と腸閉塞を繰り返している。入退院を繰り返し、半年前には43kgであった体重が徐々に減少してきている。嘔気を伴うが、排便が全くないのではない。しかし、食事摂取量を増やすと腹部膨満などの腸閉塞症状が出現する。数日間絶食にすると腹部膨満は改善し、食事を再開できるようになる、これを繰り返している症例。

1) TPNの適応であるかの判断

・完全な腸閉塞状態ではないと判断
・複数個所で腸管の狭窄部、通過障害部が存在すると推測できる
・手術による癒着剥離は困難
・成分栄養剤などによる対応は可能であるが、栄養状態を保つだけの十分な栄養摂取は不可能であろう
・将来的には在宅静脈栄養（HPN）が適応となると考えられる
・今回の入院では、TPNを実施して栄養状態を改善させ、その後の方針を患者さんと相談しながら決定することとする

2) PICCの適応であるかの判断

・TPNの適応であり、基本的なTPNを実施するので、PICCのよい適応である

3) TPN組成の決定（図1）

・水分摂取は可能である
・投与エネルギー量は30kcal/kg/日を目安とする
・アミノ酸は1g/kg/日を目安とする
・NPE/N比は150前後が適正であろう
・TPN開始時から脂肪乳剤（20%イントラリポス100mL）を側注投与する
・3日ほどPPNを行ってからTPNへ移行する（refeeding症候群予防のため）
・PPN処方：パレプラス1000mL
・TPN処方：2日間、ワンパル1号800mL＋20%イントラリポス100mL、3日目よりワンパル2号800mL＋20%イントラリポス100mL

4) インフォームドコンセント

患者本人と家族に行い、PICC挿入、TPN実施についての承諾を得た。

2 PICC挿入手順

1．ニプロIPエコーを用いてニプロPICCを挿入する（図2）。
2．手術室において、X線透視下で挿入する。
3．挿入前の準備：全身状態には問題なし。血液凝固能正常。術前日に入浴。

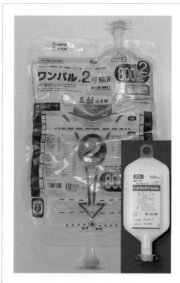

TPNキット製剤
・840kcal/800mL
・アミノ酸：30g
・Zn：50μmol、Fe：17.5μmol、Cu：2.5μmol
・VB₁：4mg、VK：75μg、など
20%イントラリポス100mL
・200kcal
TPN
・水分：900mL（＝23.7mL/kg/日）
・エネルギー：1040kcal（＝27.3kcal/kg/日）
・アミノ酸：30g（＝0.79g/kg/日）
・窒素量：4.56g
・NPE：920kcal
・NPE/N：201.8
▶水分は自由に摂取可能、食事もある程度は
　可能なので、この処方に決定した

図1　処方されたTPN

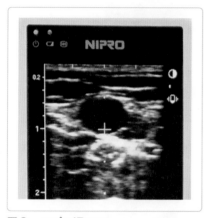

図2　ニプロIPエコー
・尺側皮静脈でWink sign™を確認する
・深度マーカーが静脈の短軸の正中にくるよう
　にIPエコーを把持する
・（穿刺ガイドに沿って穿刺用カニューラを刺入
　する）

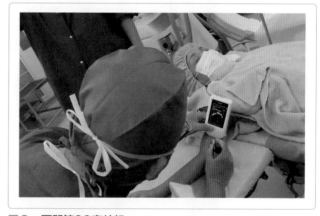

図3　肩関節90度外転
肩関節90度外転
IPエコーでプレスキャン⇒マーキング
術者は穿刺方向の延長線上でイスに座る

4．手術室入室：本人確認。
5．右上腕から挿入する：上肢の肢位を保持
　（肩関節を90度外転し、前腕をやや回外し
　た肢位）。（図3）
6．術者は患者の右側、穿刺方向の延長線上
　にイスを置いて座る。
　　・駆血する

・IPエコーによるプレスキャン：尺側皮静
　脈から挿入することに決定。尺側皮静脈
　のWink sign™を確認し、マーキング実
　施（上腕のほぼ中央）
・いったん駆血を解除し、上腕の清拭を
　行って消毒する
7．術者は手術用手洗いを行い、ガウンを着

る、手袋をはめる（高度バリアプレコー
ション）（図4）。
　・処置台に穿刺に必要な物品を置く。IPエ
　　コーの準備（清潔状態でセッティング）
　・穴あきシーツと複数枚のシーツでほぼ全
　　身をシーツで覆う
8．PICCを挿入する。

　・駆血する
　・減菌ゼリーを穿刺予定部に置き、**プレス
　　キャンして穿刺位置を確認**する
　・穿刺ガイドに穿刺用カニューラを装着す
　　る。ガイドワイヤを穿刺部の近くに持っ
　　てきておく
　・エコーガイド下に静脈を穿刺する

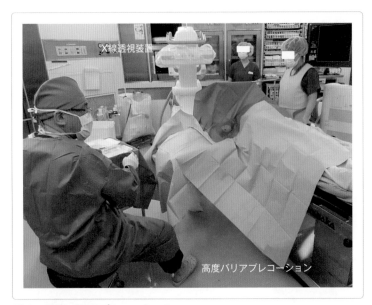

図4　**高度バリアプレコーション**

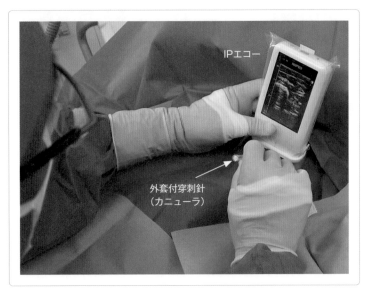

図5　**リアルタイム　エコーガイド下　尺側皮静脈穿刺
　　　double wall puncture法**

（double wall puncture法）（図5）

▶深度マーカーを尺側皮静脈の真ん中に
位置させ、穿刺針を一気に貫通させる

▶内針を抜いて外套を少しずつ、ゆっく

り引き抜いてくる（抜浅する）（図6）

▶外套内に血液が逆流してきたらガイド
ワイヤを外套内に挿入する（図7）

▶この時点で駆血帯をはずす

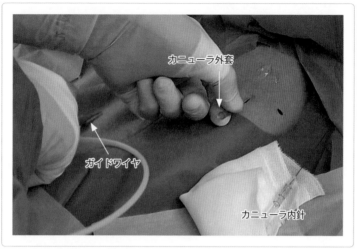

図6　内針を抜いて外套をゆっくり引き抜いてくる

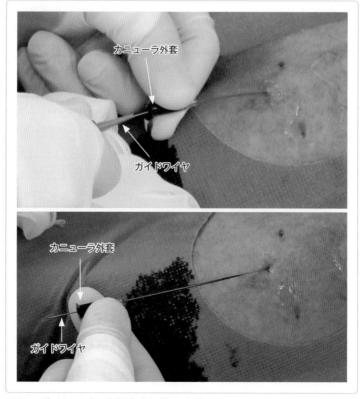

図7　ガイドワイヤを外套内に挿入する

・穿刺部周囲に局所麻酔をする
・ガイドワイヤを残して穿刺針の外套だけを抜去する
・ガイドワイヤ刺入部をメスで1〜2mm切開する
・シース付イントロデューサをガイドワイヤに沿わせて挿入する
・生理食塩液をカテーテルに充填する
・イントロデューサとガイドワイヤを抜去し、残したシース内にカテーテル（PICC）を挿入する
・X線透視でカテーテルの先端位置が適正であることを確認する
・カテーテルに、生理食塩液10mLを入れた20mLシリンジを接続し、スムーズに逆血することを確認する（図8）
・逆血が確認できたら、生理食塩液を注入してカテーテル内に血液が残らないようにする
・シースを抜去する
・カテーテル内のスタイレットを抜去する
・カテーテルの固定位置を考えて、カテーテル体外部分を適切な長さに切断する
・コネクタチューブにインジェクションプラグ（I-plug）を装着し、カテーテルと接続する（図9）
・I-plugに1/2インチの針を刺入して逆血がスムーズであることを再度確認し、生理食塩液を注入してカテーテル内を満たす
・カテーテル挿入部を滅菌ガーゼで保護しながらシーツを剥がす
・コネクタチューブ接続部にコネクタクッションを装着する
9．カテーテル挿入部を消毒する。
10．ドレッシングでカテーテル挿入部を被覆する（図10）。
・ドレッシング貼付日を記入しておく
・カテーテル体外部分全体をフィルムド

レッシングで被覆する
11．胸部X線写真でカテーテルの先端位置が適正であることを確認する。

③ TPN実施手順

1．入院時に栄養評価を行っておく（血清アルブミン値、トランスフェリン値、トランスサイレチン値、肝機能、腎機能もチェックしておく）。
2．日々の管理を行う（図11）。
・使用する輸液ライン：インラインフィルタ、側注用Y字管、I-systemの一体型
▶輸液ポンプを用いて投与する（計算上は33mL/時）
・脂肪乳剤
▶TPNラインに側注する（I-system）
▶投与速度は20mL/時（38÷2mL/時）
▶投与終了後、輸液ラインは廃棄する
・輸液ラインは1週間毎に交換する
▶接続部の消毒は酒精綿を用い、I-plug表面は15秒間、擦る
▶輸液のゴム栓表面を丁寧に消毒してから輸液ラインを接続する
3．週1回は栄養評価を実施する。
・体重は毎日測定する（TPN管理が安定してからも週1回は測定する
・TPN開始後1週間は、毎日、血糖値を測定する（安定してからも、週2回はチェックする）
・肝機能、腎機能を週2回はチェックする
▶エネルギー投与量、アミノ酸投与量が適正か、NPE/N比が適正か、を考える
4．経口栄養については、患者の状態を診ながら判断する。
・腹部の状態を観察し、患者の訴えを聞きながら食事をどうするかを判断する

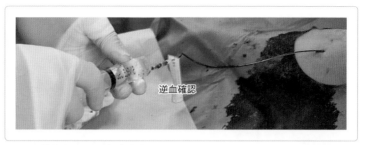

図8　逆血することを確認する

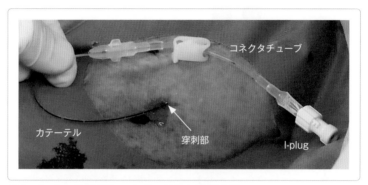

図9　I-plugを装着し、カテーテルと接続する

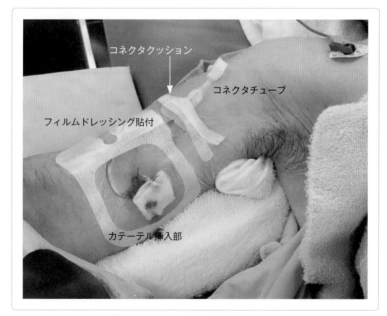

図10　ドレッシングでカテーテル挿入部を被覆

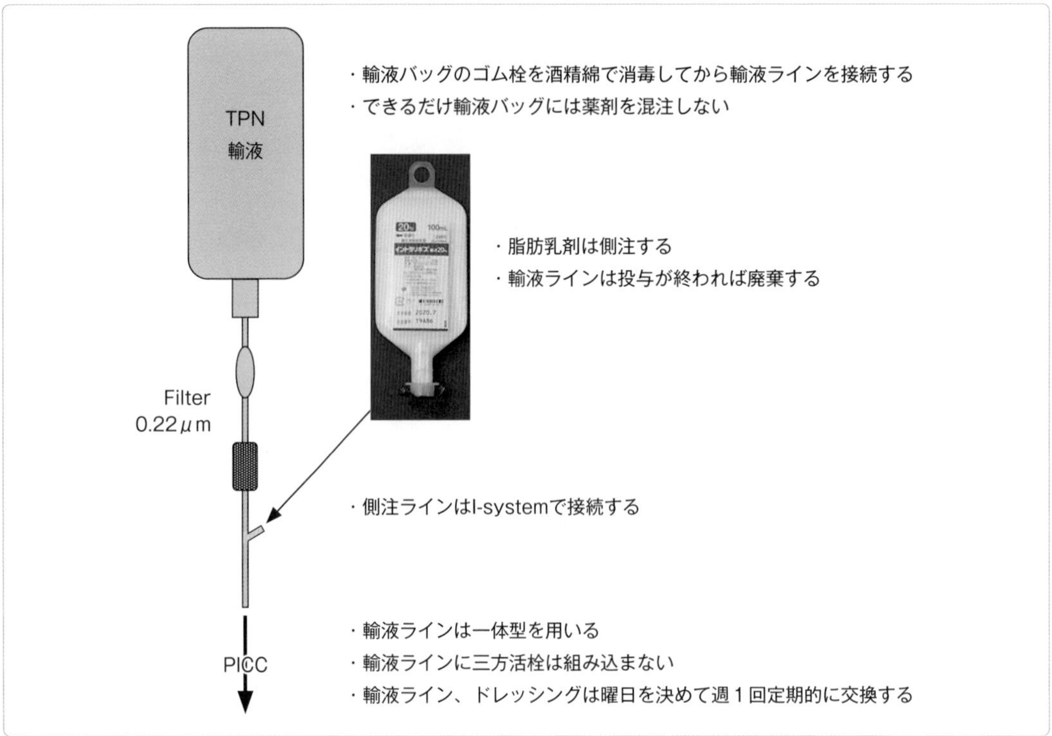
TPN
輸液
・輸液バッグのゴム栓を酒精綿で消毒してから輸液ラインを接続する
・できるだけ輸液バッグには薬剤を混注しない
・脂肪乳剤は側注する
・輸液ラインは投与が終われば廃棄する
Filter
0.22μm
・側注ラインはI-systemで接続する
PICC
・輸液ラインは一体型を用いる
・輸液ラインに三方活栓は組み込まない
・輸液ライン、ドレッシングは曜日を決めて週１回定期的に交換する

図11　TPN管理のポイント

4 その後のTPN：PICC→CVポート（HPN）

PICCを用いてTPNを実施することにより栄養状態が改善した。しかし、栄養状態を維持するだけの経口栄養をずっと持続することは難しいと考え、患者本人と相談の上、HPN（Home Parenteral Nutrition）を実施することにした。CVポートを留置し、HPNの手技を会得してから退院、HPNに移行した。

索引

数字

欧文

PICCナビゲータ
適応・挿入手技から管理まで

2022年2月26日　第1版第1刷発行	著　者　井上　善文
	発行者　有賀　洋文
	発行所　株式会社　照林社
	〒112-0002
	東京都文京区小石川2丁目3-23
	電話　03-3815-4921（編集）
	03-5689-7377（営業）
	https://www.shorinsha.co.jp/
	印刷所　共同印刷株式会社

検印省略（定価はカバーに表示してあります）
ISBN978-4-7965-2554-1